走进泌尿外科

主编　牛海涛　牛远杰

科学出版社

北　京

内 容 简 介

本书以通俗易懂的形式介绍泌尿外科常见病、多发病的预防、就诊、配合治疗等内容，重点阐述泌尿系损伤、排尿障碍、炎症、肿瘤、畸形等方面的相关医学知识，还介绍了机器人手术等先进的医学技术。书中配有大量精美的图片，用深入浅出的语言，引导读者主动养成"未病先防、既病防变"的健康意识。

本书内容丰富，科学实用，适合患者及医学生参考阅读。

图书在版编目（CIP）数据

走进泌尿外科 / 牛海涛，牛远杰主编 . — 北京：科学出版社，2024.3
ISBN 978-7-03-076689-2

Ⅰ . ①走… Ⅱ . ①牛… ②牛… Ⅲ . ①泌尿系统疾病－防治 Ⅳ .
① R69

中国国家版本馆 CIP 数据核字（2023）第 195702 号

责任编辑：郝文娜 / 责任校对：张 娟
责任印制：师艳茹 / 封面设计：吴朝洪

科 学 出 版 社 出版
北京东黄城根北街 16 号
邮政编码：100717
http://www.sciencep.com

北京画中画印刷有限公司印刷

科学出版社发行 各地新华书店经销
*
2024 年 3 月第 一 版 开本：710×1000 1/16
2024 年 3 月第一次印刷 印张：10
字数：169 000

定价：88.00 元
（如有印装质量问题，我社负责调换）

编著者名单

主　　编　牛海涛　牛远杰

副 主 编　杨学成　焦　伟　王永华　蔡启亮　谢　飞

编 著 者　（以姓氏笔画为序）

丁晓艳　丁雪梅　马国峰　王　妍　王　青

王　浩　王永华　王雪蕾　牛远杰　牛海涛

毛晓飞　史燕青　朱　亮　刘苗苗　孙　娜

孙　蓉　孙　毅　李亚娜　李碧露　杨青博

杨学成　杨紫怡　吴　倩　余永波　沈成全

宋英英　张　昕　张　昭　张业强　张志磊

张鹏飞　张瑶瑶　陈佳林　陈彦卓　苑　航

林玉霞　林晨晨　周苗苗　郑冀鲁　郝大鹏

姚智力　徐维娟　阎　润　梁　晔　隋国德

傅　玲　焦　伟　鲁娅琪　谢　飞　蔡启亮

魏　宾

编写秘书　谢　飞　杨紫怡

序

健康是人类不懈追求和永恒的话题。随着社会经济的发展和人们生活水平的提高，人们的健康意识普遍提高。《"健康中国 2030"规划纲要》提出普及健康生活、优化健康服务、完善健康保障、建设健康环境、发展健康产业五个方面的战略任务。而医学科普则是强化国民健康理念、提高全民健康素养、实现"健康中国"这一伟大战略目标的关键途径之一。

我国自古以来强调"上医治未病"，让预防跑赢疾病是每位医者的初衷，也是目前医学科普的终极追求。然而，互联网时代的爆炸式信息极大增加了大众在知识海洋中披沙拣金、澄清谬误的难度。这种现象在健康知识传播领域尤为明显。对于一本科普图书而言，只有具备权威的科学性，才有进一步传播的价值和基础。引导人们主动掌握"未病先防、既病防变"的科学精神，是现代医学科普的重任，也是仍需要面对的破冰之战。

作为一名泌尿外科医生，牛海涛教授在泌尿外科领域精于临床，勤于科研，深耕医工结合领域数年，开展了全球最大样本量、多中心的远程机器人辅助泌尿外科手术项目研究，取得了一系列成果并出版《5G 远程泌尿外科手术》。此外，牛海涛教授在科普领域硕果累累，成功出版《大话泌外》。在该书基础上，其团队进一步开展泌尿外科相关的科普工作，以科研的思维对待医学科普事业，把科普与临床、科研相结合，最终编著《走进泌尿外科》。

该书围绕泌尿外科常见病、多发病，以趣味故事为切入点，深入浅出，娓娓道来，同时该书附有大量精美图片，辅助读者理解医学基本知识。该书的出版可以让患者懂得做"功课"，会防病，会看病，具有前瞻性，这样既能方便患者自身，也能提高医生的工作效率。在看病过程中，患者会主动配合医生，增加依从性，有助于提升疗效。

　　作为一名泌尿外科领域的长者，我非常高兴看到牛海涛教授在医学科普事业上所做出的努力，感谢各位编者为该书的付梓做出的巨大努力及贡献。

孙 光 教授

天津医科大学

2023 年 3 月 10 日

前言

健康科普作品传达的是"与生命息息相关"的医药卫生专业知识，其科学性和专业性尤为重要。如何把深奥的医学科学知识用大众听得懂、用得上的方式进行准确表达，是健康科普作品的关键环节。为此，我们汇聚临床一线医护人员，秉承"贴近实际、贴近生活、贴近群众"的理念，在紧张工作之余，编写了《走进泌尿外科》一书。本书是泌尿生殖健康科普系列《大话泌外》的第二部，秉承第一部的撰写理念，实现科学知识贯穿始终、理论知识深入浅出，让专业人士认同、让普通读者接受。

《走进泌尿外科》致力于追踪泌尿生殖系统疾病诊疗前沿进行相关知识的科普宣传，让读者近距离了解泌尿外科，助力健康。本书化繁为简，内容精练，实用性强。通过系统介绍泌尿外科常见疾病病因、临床表现、体征、诊断要点、鉴别诊断和治疗方法，力图让读者充分认识到泌尿生殖系统疾病的多样性、复杂性，做到早预防、早医治。本书形式多样，把复杂多变、枯燥无味的泌尿外科疾病诊治过程用生动活泼的语言加以描述，同时绘制了大量细致精美、贴近临床实际的插图，力求做到图文并茂。

《走进泌尿外科》倾注了编者团队的大量心血，编写过程中各位编者不辞辛苦，认真负责地按期完成撰写任务。部分章节经过多次修改、校对，体现了严谨求实的科学精神。作为本书的主编，我十分感谢各位编者为本书的出版付出的巨大努力。但因水平有限，书中若有不足之处，恳请广大读者批评指正。

牛海涛　教授

青岛大学附属医院

2023 年 8 月 10 日

目 录

损伤篇

肾损伤

刚刚大学毕业的小张被一家不错的单位录用了，心情十分舒畅。他一边蹬自行车，一边哼着小曲："我被青春撞了一下腰……"

有些得意忘形的他没注意道路前方的香蕉皮，连人带车摔倒在地。当时小张只感觉摔得腰痛，缓了一阵，感觉无大碍，便从地上爬起来回家了。第二日，小张发现自己的腰部肿胀、疼痛，小便竟是红色的，随即前往医院就诊。

医生诊断为"肾挫伤"，嘱咐小张要绝对卧床休息并住院观察，如果情况严重，随时准备手术。

不经意间摔一下怎么就肾挫伤了呢？在解答疑问前，先带大家认识一下我们娇嫩的肾吧！

肾在我们人体脊柱的两侧，左右各一，外形似蚕豆，质地结实但柔软，触之如"豆腐"，现在大家知道肾为什么脆弱了吧！

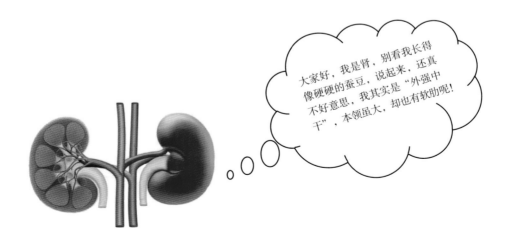

大家好，我是肾，别看我长得像硬硬的蚕豆，说起来，还真不好意思，我其实是"外强中干"，本领虽大，却也有软肋呢！

科普小课堂——肾损伤

肾的基本功能是生成尿液，清除体内代谢产物，同时还有内分泌功能。肾的这些功能，保证了人体新陈代谢得以正常进行。

一、肾损伤的类型

肾损伤的类型很多，肾挫伤只是其中一种，下面给大家介绍一下肾损伤的类型。

按外伤病因的不同，肾损伤可分为开放性外伤和闭合性外伤两类。

1. 开放性外伤　因弹片、枪弹、刀刃等利器致伤，外伤复杂而严重，伤口与外界相通。

2. 闭合性外伤　因直接暴力（如撞击、跌打、挤压、肋骨骨折等）或间接暴力（如对冲伤、突然暴力扭转等）所致，一般没有伤口与外界相通。

从临床上看，闭合性损伤的数量可达 50% 以上。根据肾脏破裂程度不同，肾损伤可分为肾挫伤、肾部分裂伤和肾全层裂伤。

二、引起肾损伤的原因

1. 交通事故　车祸是肾破裂及闭合性损伤最常见的病因。

2. 肾脏疾病　患者伴有肾肿瘤、严重肾积水、肾囊性病变等，轻微扭转、外力挤压、碰撞等。

3. 开放性损伤　刀具、枪弹等外伤导致肾脏破裂。

4. 医源性损伤　输尿管导管置入、体外冲击波碎石等导致肾脏破裂。

5. 其他因素　高处坠落、剧烈运动等，可能发生肾脏破裂。

三、肾损伤的临床表现

1. 血尿　大多数患者有血尿，肾全层裂伤呈大量全程肉眼血尿。血尿与外伤程度并不一致，有血块阻塞尿路时，可仅表现为轻微血尿或无血尿。

2. 疼痛　出血或尿外渗，可引起患侧腰、腹部疼痛。若由外伤引起，还可出现腹膜刺激征及全腹疼痛。

3. 腰腹部肿块　血液及尿液进入肾周围组织可在腰腹部形成肿块，并有触痛。

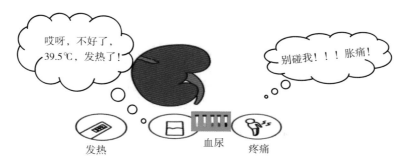

发热　　血尿　疼痛

4. 发热　　继发感染可伴随发热。

5. 其他症状　　病情较重，患者肾破裂后大出血引起失血性休克，还可出现面色苍白、手脚冰凉、反应迟钝、昏迷等症状。

四、发生肾损伤后应采取的处理措施

1. 急诊处理　　普通人突然受外伤后出现面色苍白、四肢发冷、意识不清、昏迷时，需要立即拨打120，迅速给予抢救措施。

2. 非手术治疗　　如果出现血尿、腰痛、腰部肿块、发热等，须及时到泌尿外科就诊。

（1）绝对卧床休息2～4周，病情稳定、血尿消失后方可离床活动。通常外伤后4～6周肾部分裂伤才趋于愈合，过早离床活动有可能再度出血。恢复后2～3个月内不宜参加体力劳动或竞技运动。

（2）密切观察：注意腰腹部肿块范围有无增大。观察尿液颜色深浅的变化。

（3）及时补充血容量和能量，维持水、电解质平衡，保持足够的尿量，必要时输血。

（4）遵医嘱合理应用抗生素预防感染。

（5）遵医嘱合理使用镇痛、镇静药和止血药物。

3. 手术治疗　　如果损伤情况复杂、止血困难或为开放性肾损伤，则需进行手术治疗。

五、肾损伤后的日常护理措施

1. 卧床休息2～4周，避免剧烈运动，防止再次损伤。身体条件允许者，可适当活动，促进身体恢复。

2. 手术后患者注意保持敷料干燥，如出现渗血、渗液，需及时联系医生护士。若出现引流管阻塞，或有血性分泌物时，需及时联系医生护士。

3. 遵医嘱服用药物并定期复查。

4. 密切观察尿量及尿液颜色，如出现血尿需及时复诊。

5. 特别注意不要做剧烈运动，以免发生意外伤害。

6. 建议增加优质蛋白、高维生素食物的摄入。低盐饮食，多喝温水，不喝浓茶和咖啡。避免食用辛辣、生冷、油腻、刺激性食物，戒烟，忌酒。

输尿管之所以

六、肾损伤的预防

日常生活中应注意安全，避免发生交通事故，减少剧烈运动。爱惜生命，避免发生意外伤害或高处坠落等情况。对于有肾脏疾病的患者，需要积极治疗，并定期复查。

输尿管损伤

输尿管之所以受到损伤，是因为它受到了以下四大势力冲击。

势力一：外伤性损伤。交通事故、刀刺伤、贯穿伤常伴有其他内脏损伤，使输尿管损伤征象被掩盖，不容易被发现。非贯穿伤罕见，原因是直接暴力使输尿管从肾盂撕裂或离断，多见于背后受到重击的儿童。

势力二：手术损伤。因输尿管解剖部分复杂，下段输尿管损伤多见，如结扎、嵌夹、切开、切断、撕裂等，可破坏血供，术中不易发现，直至出现明显症状才发现。

势力三：器械损伤。器械的使用可引起黏膜浅表性损伤伴血尿、疼痛，可自愈；严重者可引起输尿管穿孔及尿外渗。

势力四：放射性损伤。盆腔肿瘤的高强度放疗可引起输尿管损伤及梗阻。

医生见到输尿管损伤的患者后，需要从以下几方面对伤情进行判断。

战场形势具体如下。

（1）尿外渗：尿液从输尿管渗出后，可引起腰背腹部疼痛、里急后重、腹膜炎等症状。

（2）血尿：严重程度与输尿管损伤程度不完全一致。

（3）感染：细菌乘虚而入，引起局部或全身感染。

（4）尿路梗阻：输尿管损伤后会导致输尿管梗阻，使肾盂肾盏积水，随着时间的推移，肾功能严重受损。

若诊治不及时，会导致严重的并发症，如输尿管狭窄、尿瘘、输尿管完全梗阻等。

医生对伤情进行了准确的判断，并迅速作出处置，方针如下。

抗感染：防止细菌乘虚而入。

抗休克：有休克等严重并发症时应先抗休克，然后处理其他严重的合并外伤，再处理输尿管损伤。

充分引流：尿外渗应彻底引流，避免继发感染。

恢复输尿管的连续性：尽早修复外伤，以利于排尿畅通。

保护患侧肾功能。

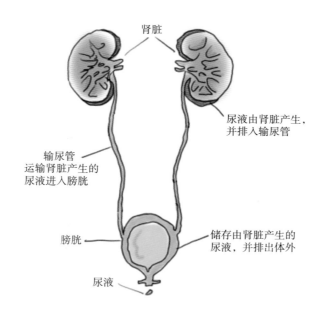

肾脏

尿液由肾脏产生，并排入输尿管

输尿管运输肾脏产生的尿液进入膀胱

膀胱

储存由肾脏产生的尿液，并排出体外

尿液

科普小课堂——输尿管损伤

输尿管位于腹膜后间隙，周围有良好的组织保护，所以由直接暴力（贯通伤除外）造成损伤较为少见，多为医源性损伤。

一、诊断

可根据临床症状初步诊断，并借助相关影像学检查进行诊断，如泌尿系增强

CT、静脉尿路造影、逆行肾盂输尿管造影、经皮肾穿刺造瘘顺行输尿管造影。

二、治疗原则

1. 输尿管轻微钳夹伤、热损伤　留置输尿管支架管（双 J 管）1 ～ 2 周。

2. 输尿管严重钳夹伤、热损伤　输尿管端端吻合术或输尿管膀胱再植术，留置双 J 管。

3. 输尿管切割伤　恢复输尿管连续性，留置双 J 管。

4. 输尿管黏膜撕脱、穿孔　留置双 J 管。

5. 长段输尿管损伤　可行回肠代输尿管或自体肾移植手术。

6. 术中及术后早期发现的输尿管损伤　应及时治疗，置入双 J 管，通过手术恢复输尿管连续性。

三、预后

若及时发现输尿管损伤，采用合理的治疗方式，恢复良好，无输尿管狭窄、肾积水、肾功能损伤等并发症。若诊断不及时，则可能造成尿瘘、永久性肾功能损害等严重并发症。

阴茎损伤

人们常说人生有四大喜：久旱逢甘露，他乡遇故知，洞房花烛夜，金榜题名时。好巧不巧，刘医生今日值班遇到的人生四大喜之一却成了悲事，还是男人难以启齿的伤痛。

刘医生看了看日历，心想今日是情人节，应该能有个安稳的夜晚。念头刚一闪过，就看到一对年轻男女冲了进来。看着眼前年轻小伙目光闪躲，面色难堪，双手捂着裆部，支支吾吾，一旁的女伴看着她老公容面越发痛苦，却总是欲言又止，扫视了一眼周围，着急忙慌地凑到刘医生耳边悄声说道："这是我老公，我们今晚同房，结果不小心他下面伤到了！"刘医生恍然大悟，为了打消小伙心里的芥蒂，赶快把年轻男女叫到单独的治疗室询问情况。

经过一番谈话，刘医生得知，这是一对新婚夫妇，感情甜蜜，在今日这个特殊的日子怎么能不"浪漫"一下呢？在同房过程中，小伙一不留神，阴茎从阴道滑出后猛地撞击到会阴部。在听到开裂声后，他感到一阵撕裂痛，阴茎就立马疲软下去，然后慢慢肿胀起来。

起初，年轻小伙怕丢人再加上没有引起重视，觉得过了今晚定会好起来，硬是强忍疼痛，坚持不去医院。后来发现肿胀越来越大，甚至排尿还有些费劲，在妻子再三劝说下来了医院。

了解完病史后，刘医生立即对小伙进行检查，发现他的阴茎肿胀得像茄子，阴茎口还可见有血流出。有着多年临床经验的刘医生初步判断这是阴茎折断伴前尿道损伤。

刘医生立即联系泌尿外科医生会诊，安抚完这对夫妻的情绪后，说道："因为白膜撕裂了，手术治疗是目前最佳的治疗方式，可以减少远期后遗症，如阴茎弯曲等，但并发症的发生率依然非常高，可能会导致尿道狭窄，会对你们今后的性生活产生心理层面的影响。"

得到家属及患者的同意后，医生进行了充分的术前准备，并对小伙进行了手术治疗。手术很顺利，没多久小伙就出院了。

刘医生和科里年轻医生说道："你们甜蜜时可千万要注意，一个不小心，洞房花烛夜就变成了悲伤夜。"遇到这类情况，不要因难以启齿而耽误最佳治疗时机，应保持冷静，及时去医院配合医生治疗才是对自己身体负责的体现。

科普小课堂——阴茎损伤

1. 阴茎损伤分类　可分为阴茎折断、阴茎截断、阴茎咬伤、阴茎钝器伤、阴茎贯通伤、阴茎火器伤及阴茎烧伤等。其中最常见的是阴茎折断，多发生于性交时，勃起状态的阴茎被动弯曲。阴茎折断是由海绵体白膜破裂引起的，可能伴有皮下血肿和海绵体或尿道损伤。约20%的阴茎海绵体折断可伴有前尿道损伤。

2. 阴茎损伤的常见症状　伴有突然的开裂声，阴茎疼痛和疲软，阴茎肿胀迅速加重。若有尿道损伤，可见尿道外口出血、尿液外渗等。

3. 阴茎损伤的治疗　阴茎折断，白膜撕裂，建议手术缝合白膜；白膜未撕裂，可行镇痛和冰敷处理。阴茎贯通伤，需要对失活组织进行清创，尽可能多地保留组织并彻底止血，进行尿流改道并去除异物。阴茎火器伤和烧伤，首先应去除衣物，补充液体和电解质，留置尿管或耻骨上造瘘。包皮系带损伤，不主张原位缝合，最好行包皮系带成形术。阴茎脱套伤，需行重建手术，恢复其功能。

若有前尿道损伤，尿道连续性存在时，需要插入导尿管，并留置2～3周；

尿道断裂，需行耻骨上膀胱造瘘，并及时行会阴尿道修补术或断端吻合术。

阴囊及内容物损伤

童年时的小王非常顽皮，上树下河，摸鱼捉鸟，有时还会和人发生肢体冲突。回到家中，家长总会过问一番，一听是跟人打架了，又会挨一顿批评，甚至还会挨一顿揍。

不知不觉，小王16岁了，正处于特殊阶段——青春期，叛逆，争强好胜，一言不合就动手。悲剧就在这一阶段发生了。

这一日与往日没有什么太大的不同，要说唯一不同的就是今日小王在和别人打架的过程中被踢中下体，当场就失去了战斗力，双手捂住下体，头上冒出冷汗，跪在地上一动不动。在地上缓了一会后，疼痛稍有减轻，小王夹着双腿回到了教室。

小王一开始还没有在意，以为休息一晚上就好了，直到上厕所时发现，阴囊部位的皮肤变了颜色，有很多紫色瘀斑，阴囊都肿了起来，他还发现"蛋蛋"比以前大了不少，一碰就痛，这才意识到问题的严重性。他将自己的情况告诉了爸爸，爸爸急忙将他送到了医院。

经过医生的诊断，小王是阴囊损伤合并睾丸挫伤。医生说，这是一种比较常见的外伤，通常发生在体育运动、交通事故、跌倒等阴部受到较大力量撞击时。此类损伤大概率会造成阴囊损伤合并其内容物损伤，其内容物损伤大多是睾丸及其附件损伤，最直观的临床表现就是疼痛与出血，由于撞击伤大部分为闭合性损伤，因此阴囊部位会出现血肿、睾丸肿大。

医生建议立即手术，不然阴囊血肿会越来越大，进而导致睾丸缺血、坏死及感染，与家属沟通后立即行阴囊探查术、睾丸及其附件修补术，小王总算保住了自己的"命根子"。

科普小课堂——阴囊及内容物损伤

阴囊损伤可以是单纯的皮肤软组织损伤，也可以合并睾丸损伤、阴茎损伤、会阴部损伤、尿道损伤等。阴囊损伤多为闭合性损伤，多由撞击、挤压引起。

治疗

1. 阴囊闭合性损伤

（1）单纯皮肤挫伤，血肿较小：局部压迫止血、冷敷镇痛、热敷或物理疗法促进血肿吸收。

（2）血肿较大，肉膜损伤：手术清理血块，止血并引流。

2. 阴囊开放性损伤

（1）手术清创，消毒，止血，缝合。

（2）注射破伤风抗毒素血清。

（3）抗生素及抗厌氧菌药物控制感染。

3. 睾丸闭合性损伤

（1）睾丸挫伤：卧床休息，镇痛，局部冷敷，部分破裂时托起阴囊。

（2）睾丸白膜裂伤：手术探查治疗。

（3）睾丸破裂：部分破裂时，清除坏死组织，止血，缝合白膜；完全破裂无法修复时，则行手术切除。

（4）睾丸脱位、扭转：手法复位、手术切开复位。

4. 睾丸开放性损伤　清除坏死组织、异物，盐水冲洗睾丸，正位还纳，缝合阴囊，放置引流。

膀胱损伤

每日早上叫醒你的，可能不是闹钟，也不是梦想，而是你憋胀的膀胱。

膀胱犹如一个气球，憋尿时，就像一个不断被注水而撑大的气球，憋尿时间过长，膀胱过度充盈，膀胱壁变薄，这个时候如果受到外力的冲击很可能导致膀胱破裂。

前几日，36 岁的张先生参加大学舍友聚会，他提议吃自助餐，重点是啤酒免费畅饮。几个人胡吃海喝，推杯换盏，喝了一圈又一圈，同学多年未见分外亲切，聊得起劲，厕所都顾不上去。张先生实在憋不住赶紧跑厕所，"哎呀，谁扔的香蕉皮！"

他脚一滑撞在墙角，下腹一阵剧痛，到医院检查确诊为膀胱破裂。

科普小课堂——膀胱损伤

膀胱是人体泌尿系统的重要器官，其位置主要位于盆腔。膀胱的一端连接双侧的输尿管，可以通过输尿管将肾分泌的尿液引流入膀胱。另一端连接尿道，可以将尿液排出体外。

膀胱的主要功能是储存尿液，肾将尿液通过输尿管引入膀胱以后，尿液暂时在膀胱内储存。当膀胱内的尿液达到一定量后就会诱发膀胱逼尿肌的反射，将尿液排出体外，所以膀胱是人体重要的尿液储存器官。

一、膀胱损伤的原因

膀胱内没有尿液时，膀胱处于骨盆深处，被周围的筋膜、软组织、肌肉保护着，一般不容易发生外伤，当尿液增多时，膀胱壁紧张薄弱，高出耻骨联合，伸展至下腹部，若下腹部遭撞击、挤压等就可能会造成膀胱损伤。

二、造成膀胱损伤的方式

子弹、锐器所致的开放性贯通伤；骨盆骨折，碎片可能直接刺破膀胱壁；膀胱充盈时，遭遇外界暴力，容易膀胱破裂；少数患者可能有医源性损伤，如膀胱镜检查，子宫、阴道、直肠手术。

三、膀胱损伤的分类

根据膀胱损伤的程度及与腹膜间的关系可将膀胱损伤分为膀胱挫伤和膀胱破裂。

1. 膀胱挫伤　占膀胱损伤的 50%～80%。外伤后，膀胱仅在黏膜层和肌层出现不同程度的挫伤，膀胱壁并未破裂。可出现血尿，但无尿外渗，一般不会导致严重后果。

2. 膀胱破裂　有尿外渗。按破裂口与腹膜位置关系，又可分为以下 2 类。

（1）腹膜外型膀胱破裂：常伴有骨盆骨折，破裂口多位于膀胱底部，尿液外渗进入盆腔，分布于膀胱周围。

（2）腹膜内型膀胱破裂：多于膀胱充盈时在薄弱的膀胱顶部破裂，外渗尿液进入腹腔引起尿性腹膜炎。

四、膀胱损伤的临床表现

1. 膀胱挫伤　膀胱挫伤的损伤较轻，可无明显症状，或仅有下腹部隐痛不适及轻微血尿，有时由于膀胱黏膜受到刺激而出现尿频症状，一般短期内可自愈。

2. 膀胱破裂

（1）休克：膀胱破裂合并其他脏器损伤或骨盆骨折出血严重者，易发生失血性休克；发生腹膜内型膀胱破裂时，外渗尿液刺激腹膜引起腹膜炎，产生剧烈腹痛，感染性尿液刺激作用更强烈，亦可导致休克。

（2）腹痛：腹膜内型膀胱破裂时，尿液渗入腹腔，疼痛由下腹部开始随着尿液扩散至全腹，并出现腹肌紧张、压痛、反跳痛等腹膜炎体征。腹膜外型膀胱破裂时，外渗尿液与血液一起积于膀胱周围，患者下腹部膨胀，疼痛位于骨盆部及下腹部，并出现压痛及肌紧张，有时疼痛可放射至直肠、会阴及下肢。伴有骨盆骨折时，疼痛更加剧烈。

（3）排尿困难、血尿：膀胱破裂出血常和尿液一起自破裂口外溢，外渗尿液刺激膀胱可出现尿意频繁，但一般不能自尿道口排出尿液或仅能排出少量血尿，很少出现大量血尿。

（4）尿瘘：开放性膀胱损伤患者可有尿液从伤口流出，闭合性外伤在尿外渗感染后破裂，可形成尿瘘。

五、膀胱损伤的治疗

1. 紧急处理　抗休克治疗，输液、输血、镇痛、合理使用抗生素预防感染。

2. 非手术治疗　膀胱挫伤或少量尿外渗，症状较轻者，可留置导尿管 10 日左右，破裂多数可以自愈。

3. 手术治疗　膀胱破裂伴有出血和尿外渗，病情严重者，应尽早手术治疗。

六、膀胱损伤的预后

膀胱的愈合能力较强，如果处理及时得当，则很少会发生并发症。伤后早期可能会有尿急、尿频或发生不稳定膀胱，随着时间的延长，会逐渐恢复正常。只要尿道不存在梗阻，耻骨上造瘘管拔除后，极少形成尿瘘。

膀胱是人体的储尿器官，一旦损伤破裂，严重者可能危及生命。尤其是酒后，人的感觉会变得迟钝，尿意不明显，会出现过度憋尿的情况。

同时，酒后步态不稳，易摔倒，很可能导致膀胱破裂。所以说，莫贪杯，否则膀胱让你徒伤悲！

尿道损伤

一个风和日丽的下午，徐某吹着口哨，骑着自行车游玩。下坡途中看四下无人，开始放飞自我，两脚不踩脚踏板，手也不扶把手，结果自行车开始不受控制，左摇右摆，身后一辆急速行驶的车还没来得及刹车就朝他撞了上去。

徐某裆部卡到车挡上，随着自行车一起摔倒在路上，随即他被送到了医院。家人得到消息也赶到了医院，医生告诉他家人，目前比较严重的是尿道损伤，已经做了紧急处理，现在情况比较稳定。

科普小课堂——尿道损伤

尿道是从膀胱排泄尿液的管道，男性管道细长，长约18cm，中间有3个狭窄部，3个膨大部和2个S弯，兼排精作用。

一、尿道损伤的类型

尿道损伤是泌尿系统损伤中最常见的一类疾病，是泌尿外科常见的急症之一。来自外界的暴力直接或间接作用于尿道，进而引起尿道组织损伤。

1. 根据损伤严重程度分类

（1）尿道挫伤：只有尿道内壁浅层结构受损，外壁保持完整，仅有局部肿胀、出血。

（2）尿道裂伤：尿道壁局部仍有部分结构完整相连，并未使尿道断开。

（3）尿道断裂：尿道壁损伤处使其完全离断成两段或多段。

2. 根据解剖部位分类

（1）前尿道外伤：包括球部和阴茎部外伤，多发生在球部，常为骑跨伤所致，也见于反复插尿管、膀胱镜检查者。

（2）后尿道外伤：包括尿道前列腺部和膜部外伤，以膜部外伤多见，常为骨盆骨折、暴力所致。

3. 根据病因分类　可分为开放性外伤、闭合性外伤、医源性外伤、化学药物烧灼伤等。

二、尿道损伤的典型症状

1. 尿道出血 尿道外口有鲜血溢出是前尿道损伤最常见的症状,而后尿道损伤多无出血或仅有少许出血。

2. 休克 多见于后尿道损伤。患者因骨盆骨折导致大出血,发生失血性休克。

3. 疼痛 局部软组织外伤、骨盆骨折、局部尿液渗出或出血刺激盆部组织,可引起下腹局部疼痛、触压痛、肌肉紧张等症状,排尿时疼痛可加重,并向会阴及阴茎蔓延。

4. 排尿困难 尿道裂伤或断裂后因移位、水肿、血块阻塞等,使尿道腔相对变窄,尿液流出路径中断,尿液排出受阻,造成排尿困难、尿液潴留。

5. 漏尿 尿液经尿道破裂口渗入盆部间隙、膀胱周围组织,出现尿外渗症状,治疗不及时可继发严重感染;若尿道破裂口与皮肤伤口、直肠、阴道等相通,尿液经这些渠道流出,形成尿瘘。

尿道损伤的局部表现为患者因损伤、局部出血、尿外渗等,出现会阴部、阴囊局部瘀斑、肿胀等。

三、原因

尿道损伤多因外界暴力(碰撞、挤压、碾压、撕裂、爆炸、贯穿等)、尿道内医学治疗操作、化学药物烧伤、人为尿道放置异物所致。

四、治疗

首先保障生命体征(体温、血压、呼吸、脉搏)稳定,其次保持排尿通畅,若患者不能自行排尿需留置导尿管,不能留置导尿管的重症患者可行膀胱造瘘术引流尿液。

五、并发症

1. 尿道狭窄 尿道损伤部位发生增生、纤维化或形成瘢痕等,使尿道口径收缩变小,导致尿道狭窄甚至完全闭锁。

2. 尿瘘 若膀胱破裂口与腹壁伤口、直肠、阴道等直接相通,或漏尿与出血长期存在,继发感染破溃后与上述结构相通,可形成尿瘘。

六、尿道损伤的预防

1. 避免骑跨伤、车祸、撞击、跌倒等意外事件的伤害。

2. 避免打架、锐器刺伤或枪击伤、高空坠落、骨盆骨折、刺伤等。

3. 在进行膀胱镜、输尿管镜、留置导尿、盆腔手术等医疗操作时，积极配合医生，尽量避免发生医源性损伤。

4. 避免接触腐蚀性化学药物，避免发生化学药物烧灼伤。

排尿篇

神经源性尿失禁

不知什么时候，那个曾经风雨无阻，冬练三九、夏练三伏的冯老，在爬山晨练的队伍里悄然消失。

家住楼下的小卓想跟随冯老每天爬山。然而，转眼一个月过去了，仍未见冯老去爬山，小卓觉得，自己应该去找一下冯老。

"妈，你老说我学医没用，说我放暑假在家无所事事，我这次一定要为自己正名，我要去拜访冯爷爷，或许能帮上什么呢！"给妈妈发了微信，没等到回复，小卓已敲开了冯老的家门。经过初步的了解，小卓意识到，冯老确实遇到了老人的难言之痛——尿失禁。

出于医学生的责任感和强烈的好奇心，他询问道："冯老，我记得您以前身体特别硬朗，怎么突然就得了尿失禁呢？"冯老叹了口气，说道："是啊，小卓，我平时身体好着呢，但是自从前年我患上糖尿病，身体每况愈下，我平时吃药不规律，也不爱去医院，最近眼睛看东西也变得模糊，这不从上个月开始，我发现自己竟然开始尿裤子，而且越来越频繁，越来越不受自己控制……"

小卓听到这里，对冯老的病心里已经有了些眉目——绝对与糖尿病有关，会不会是神经损害导致的呢？为了解决冯老眼下的问题，也为了解答自己心底的疑问，小卓做通了冯老的思想工作，并陪着他到医院进行了全面的检查。

果不其然，泌尿外科医生在听了冯老的病史描述，并结合他的血糖情况、尿失禁程度、尿流率检查结果等，诊断为"神经源性尿失禁"，并给出专业的治疗指导。半个月后，小卓实现了月初的目标，和冯老在山下公园一起相约爬山。

科普小课堂——神经源性尿失禁

神经源性尿失禁是神经系统疾病所导致的膀胱尿道功能障碍中最常见的疾病，是由于神经控制紊乱导致的不自主排尿，通常情况下有明确的神经系统病变，进而产生一系列尿失禁症状。

一、神经源性尿失禁的病因

1. 神经因素　脊髓损伤、多发性硬化和脊髓脊膜膨出。

2. 其他病因　包括帕金森病、脑血管意外、创伤性脑损伤、脑或脊髓肿瘤、马尾综合征、横贯性脊髓炎、多系统萎缩、骨盆神经损伤及糖尿病。

3. 医源性因素　特殊用药史、神经手术史、泌尿系统手术史等。

二、神经源性尿失禁的诊断依据

（一）确定诊断

1. 患者病史　包括患者尿失禁的表现形式、时间和严重程度，膀胱排空能力及有无尿潴留、排尿困难等；有无反复尿路感染，盆腔手术（尤其是前列腺手术）或放疗史，特别注意神经性疾病发生及演变的病史，了解是否合并其他疾病及药物应用史，女性患者还需了解产科、妇科疾病病史。

2. 体格检查　外阴部有无长期感染所引起的异味、皮疹；有无盆腔脏器膨出及膨出程度；前列腺体积、质地及有无结节。常规行肛门直肠指检，了解肛门括约肌张力和粪便嵌塞情况。

3. 尿流动力学检查　为神经源性尿失禁评估的"金标准"，其作用体现在：①确定尿失禁的原因；②获得下尿路功能障碍情况；③预测可能的上尿路功能障碍；④预测治疗结果及不良反应；⑤判断疗效；⑥寻找治疗失败的可能原因。

（二）程度诊断

1. 患者问卷调查表　包括患者症状评分、症状问卷、标准、索引、患者报告结果的措施和健康相关的生活质量评估。

2. 排尿日记　连续记录 72 小时排尿情况，包括饮水时间、饮水量、排尿时间、尿量、尿失禁时间和伴随症状等。

3. 24 小时尿垫试验

（1）轻度尿失禁：24 小时使用 1～2 片尿垫；Stamey 评分 1 级：咳嗽或用力时出现尿失禁。

（2）中度尿失禁：24 小时使用 3～5 片尿垫；Stamey 评分 2 级：改变姿势或行走时出现尿失禁。

（3）重度尿失禁：24 小时使用超过 5 片尿垫；Stamey 评分 3 级：全天尿失禁。

三、神经源性尿失禁的治疗

1. 膀胱引流　方法包括清洁间歇性导尿、尿道或耻骨上导尿，应根据患者运动功能、解剖局限性、膀胱特征、既往泌尿系并发症和生活质量，制订个体化方案。

2. 抗胆碱能药物　抗毒蕈碱药物适用于尿流动力学检查为神经源性逼尿肌过度活动或具有膀胱过度活动症的患者。无论患者是否使用辅助膀胱引流，都应考虑使用抗毒蕈碱药物。

3. β_3 肾上腺素受体激动剂　对于有膀胱过度活动症和神经源性下尿路功能障碍的患者来说，米拉贝隆可能是抗胆碱能药的有效替代品，但对于该类人群，需进一步进行尿流动力学检查。

4. 神经刺激和神经调节　背根神经切断和骶神经前根电刺激，在脊髓损伤患者中可安全进行储存尿液和自主排空膀胱，但长期并发症发生率高，手术翻修率高。

5. 尿道吊带术　神经源性轻、中度尿道括约肌功能不全导致的尿失禁患者推荐行尿道吊带术。女性患者行尿道吊带术的成功率高于男性，部分患者术后由于膀胱出口阻力增加，残余尿量增多，可以通过间歇导尿解决。

6. 综合治疗　适用于混合因素导致的逼尿肌与括约肌均有功能障碍的尿失禁患者。采取措施针对逼尿肌和括约肌进行治疗，部分患者可选择膀胱颈封闭及尿流改道。

7. 其他　尿失禁严重者，推荐行人工尿道括约肌植入术，儿童神经源性尿失禁可选择填充剂注射术，但该术式不推荐用于成人神经源性尿失禁。

四、神经源性尿失禁患者的随访

由于部分神经源性尿失禁患者的病情具有进展性，因此神经源性尿失禁患者必须定期随访，监测病情进展并及时调整治疗方案。

常规随访周期一般为 1 年，随访内容包括病史、体格检查、尿常规、超声检查和尿流动力学检查等。有肾积水、肾功能不全、反复尿路感染及尿路结石的患者，应视情况缩短随访周期，至少每 6 个月 1 次。当病情稳定，且患者症状无明显异常，随访周期可延长至 3 ～ 5 年 1 次。在随访过程中应重视患者心理问题，帮患者建立治疗的信心。

神经源性膀胱诊治和预防

"老张！看你着急忙慌的，干啥去？"王阿姨提着一篮子菜，拦住了提着包裹正往外走的张阿姨。

"是老王啊，好久不见啦，我正准备去医院呢，前两天我老伴不是中风住院了嘛，我去陪床啊。"张阿姨说道。

王阿姨着急问道："唉，别着急走啊，你老伴现在情况怎么样了，现在是特殊时期，我们这些老姐妹也没法去看看。"

张阿姨叹了口气说："还行吧，前两日不是控制不住尿嘛，这两日又排不出来了，医生说是什么膀胱发'神经'，慢慢地多少可以恢复一点，恢复到什么程度就不确定了。唉！现在尿管又插上了。"

王阿姨拍了拍张阿姨的手，说："你说的是神经源性膀胱吧，不用太担心，会慢慢变好的，我之前听说老李因为患糖尿病好些年，也导致了这个神经源性膀胱。现在每日都做膀胱训练，情况比之前好多啦。有空你去问问他，向他取取经。""行，谢谢你啊老王，我先去医院了，我们改日慢慢聊啊"，张阿姨说着，又快步向医院走去。

日常生活中，像张阿姨老伴这种情况屡见不鲜。下面我们聊聊神经源性膀胱的诊断、治疗和预防。

科普小课堂——神经源性膀胱

控制排尿功能的中枢神经系统或周围神经受到损害而引起的膀胱尿道功能障碍称为神经源性膀胱。尿不畅或尿潴留是其最常见的症状之一，由此诱发的泌尿系统并发症，如上尿路损害及肾衰竭是患者死亡的主要原因。

一、神经源性膀胱的病因

所有可能影响储尿和排尿神经调控的疾病都有可能造成膀胱和尿道功能障碍。

1. 中枢神经系统因素　包括脑血管意外、创伤性脑损伤、颅脑肿瘤、压力正常的脑积水、脑瘫、智力障碍、基底节病变、多系统萎缩、共济失调、多发性硬化、脊髓病变、椎间盘病变及椎管狭窄等。

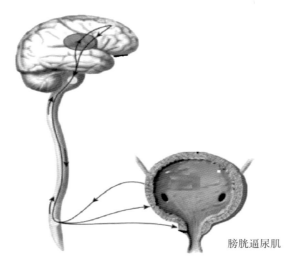

膀胱逼尿肌

2. 外周神经系统因素　糖尿病、酗酒、药物滥用，以及其他不常见的神经病变，如卟啉病、结节病、骶神经根病变。

3. 感染性疾病　获得性免疫缺陷综合征、急性感染性多发性神经根炎、带状疱疹、人T淋巴细胞病毒感染、莱姆病、脊髓灰质炎、梅毒及结核病等。

4. 医源性因素　脊柱手术、根治性盆腔手术（如直肠癌根治术）、根治性全子宫切除术、前列腺癌根治术、区域脊髓麻醉等。

5. 其他因素　Hinman综合征、重症肌无力、系统性红斑狼疮及家族性淀粉样多神经病变等。

二、神经源性膀胱的分类

神经源性膀胱的分类方法众多，一般将神经源性膀胱分为两类，一类为逼尿肌无力型，临床表现主要是尿潴留、排尿困难，在肠道上的表现主要是便秘；另一类为逼尿肌过度活动型，临床表现主要是尿失禁，在肠道上的表现主要是大便失禁。

Madersbacher基于排尿期和充盈期膀胱逼尿肌和尿道外括约肌的收缩状态，提出Madersbacher分类法，将神经源性膀胱分为以下8种类型。

1. 逼尿肌过度活跃伴尿道括约肌过度活跃。

2. 逼尿肌过度活跃伴尿道括约肌活动不足。

3. 逼尿肌过度活跃伴尿道括约肌活动正常。

4. 逼尿肌活动不足伴尿道括约肌活度活跃。

5. 逼尿肌活动不足伴尿道括约肌活动不足。

6. 逼尿肌活动不足伴尿道括约肌活动正常。

7. 逼尿肌活动正常伴尿道括约肌过度活跃。

8. 逼尿肌活动正常伴尿道括约肌活动不足。

对于不同水平的神经病变导致的神经源性膀胱，其病理生理学改变具有一定规律性，但是并非完全与病变水平相对应。不同的病因及患者，同一水平病变及同一患者的不同病程，其临床表现和病理生理学改变均可能不同。

三、神经源性膀胱的诊断

病情诊断需要结合多种检查、检验项目综合做出准确判断。

1. 病史　详尽的病史采集是诊断神经源性膀胱的首要步骤。①遗传性及先天性疾病病史；②代谢性疾病病史；③神经系统疾病病史；④外伤史；⑤既往治疗史；⑥生活方式及生活质量的调查；⑦尿路感染病史；⑧女性还应询问月经及婚育史。

2. 症状

（1）泌尿生殖系统症状

①下尿路症状（LUTS）：包括储尿期症状、排尿期症状和排尿后症状；储尿期症状包括尿急、尿频、夜尿、尿失禁、遗尿等；排尿期症状包括排尿困难、膀胱排空不全、尿潴留、尿痛等；排尿后症状包括尿后滴沥等。

②膀胱感觉异常。

③泌尿系统管理方式的调查：如腹压排尿、叩击排尿、挤压排尿、自行漏尿、间歇导尿、长期留置导尿管及留置膀胱造瘘管等。

④性功能障碍症状。

⑤其他：如腰痛、盆底疼痛、血尿、脓尿等。

（2）肠道症状：频繁排便、便秘或大便失禁；直肠感觉异常、里急后重感；排便习惯改变等。

（3）神经系统症状：神经系统原发病起始期、进展期及治疗后的症状，包括肢体感觉和运动障碍、肢体痉挛、自主神经反射亢进、精神症状及理解力下降等。

（4）其他症状：如发热及血压升高等自主神经功能障碍症状。

3. 体格检查

（1）一般体格检查：注意观察患者精神状态、意识认知、步态、生命体征等。

（2）泌尿及生殖系统检查：所有怀疑神经源性膀胱的患者均应进行标准的、完整的泌尿系统体格检查，包括肾、输尿管、膀胱、尿道、外生殖器等常规体检，还要注意腰腹部情况。

（3）神经系统检查：包括感觉和运动功能检查、神经反射检查、会阴部 / 鞍区及肛门指检。

4. 实验室检查 尿常规、肾功能检查、尿细菌学检查。

5. 影像学检查

（1）泌尿系统超声：此检查无创、简便易行，通过检查重点了解肾、输尿管、膀胱的形态及残余尿量。

（2）泌尿系统 X 线检查：可了解有无隐性脊柱裂等腰骶骨发育异常、是否合并泌尿系统结石等。

（3）静脉尿路造影：是一个传统的了解肾、输尿管、膀胱形态及分侧肾功能的影像学方法，检查的成功依赖于足够的肾功能，因此在肾功能异常时应慎重使用造影剂，以免加重肾损害。

（4）泌尿系统 CT：CT 扫描为上尿路解剖提供有用的信息，能够较直观地了解肾皮质厚度、肾盂积水的形态改变、输尿管扩张程度、泌尿系统结石和新生物等。

（5）磁共振尿路造影（MRU）：对上尿路的评估与 CT 相似。

（6）核素检查：包括肾图、利尿肾图或肾动态检查，可反映分侧肾功能情况，明确肾供血状态。

（7）膀胱尿道造影：可以了解膀胱尿道形态，了解是否存在膀胱输尿管反流，并对反流程度进行分级。

（8）膀胱尿道镜检查：可用于下尿路并发症的评估，有助于评估尿道及膀胱的解剖学异常。长期留置导尿管或膀胱造瘘管的患者推荐定期进行此项检查以排除膀胱肿瘤。

6. 尿流动力学检查

（1）排尿日记：是一项半客观的检查项目，建议记录 2～3 日的排尿情况以得到可靠的结果。

（2）自由尿流率：一般在有创的尿流动力学检查前进行，并重复测定 2～3 次，以得到更加可靠的结果。

（3）残余尿测定：是对神经源性膀胱患者的下尿路功能状态的初步判断，对治疗计划及随访具有重要价值。

（4）充盈期膀胱压力容积测定（cystometrogram，CMG）：能准确记录充盈期膀胱的感觉、膀胱的顺应性、逼尿肌的稳定性、膀胱的容量等指标，以及膀胱充盈过程中是否伴随尿急、疼痛、漏尿、自主神经反射亢进等异常现象。

（5）漏尿点压测定：①逼尿肌漏尿点压（detrusor leak point pressure，DLPP）；②腹压漏尿点压（abdominal leak point pressure，ALPP）。

（6）压力－流率测定（pressure flow study，PFS）：主要用于确定患者是否存在膀胱出口梗阻（BOO），特别是有无机械性或解剖性因素所致的 BOO。

（7）肌电图（EMG）检查：用于记录尿道外括约肌、尿道旁横纹肌、肛门括约肌或盆底横纹肌的肌电活动，间接评估上述肌肉的功能状态。

（8）尿道压力测定：包括尿道压描记（urethral pressure profile，UPP）及定点尿道压力测量。UPP 是测量和描记压力沿后尿道的分布，主要用于测定储尿期尿道控制尿液的能力，反映尿道括约肌的状态，以及尿道有无瘢痕狭窄等。

（9）影像尿流动力学检查（video urodynamics study，VUDS）：是将充盈期膀胱测压、压力－流率测定等尿流动力学检查与 X 线或 B 型超声等影像学检查相结合，结合的形式可以是完全同步，也可以是非同步。

（10）膀胱诱发试验：为确定有无逼尿肌反射存在，以及鉴别神经损伤平面位于上位神经元还是下位神经元，可在充盈期膀胱测压过程中进行膀胱诱发试验。

①冰水试验（ice water test，IWT）：是在充盈期膀胱测压过程中应用冰盐水快速灌注膀胱，以诱发逼尿肌收缩。

②氯贝胆碱超敏试验（bethanechol supersensitivity test，BST）：原理是使平滑肌出现收缩，即当机体组织结构出现去神经损伤时，该组织对来自损伤的神经系统所传递的神经递质具有更高的敏感度。

7. 神经电生理检查　目前已有专门针对下尿路、盆底感觉和运动功能的神经通路的电生理学检查，对神经源性膀胱患者的膀胱和盆底功能障碍进行评估。

四、神经源性膀胱的治疗

1. 非手术治疗　在神经源性膀胱的治疗中，非手术治疗占有十分重要的地位。相对于手术治疗，非手术治疗侵入性小、价格低廉、实用，若使用得当，能够有效延缓神经源性膀胱的进展，改善患者生活质量。

（1）辅助排尿

①扳机点排尿：通过叩击耻骨上膀胱区、挤压阴茎、牵拉阴毛、摩擦大腿内侧、刺激肛门等，诱发逼尿肌收缩和尿道括约肌松弛以排尿。

② Crede 手法排尿：只适用于骶下神经病变患者，故应严格掌握指征，慎重

选择，应除外已有膀胱输尿管反流的情况。先触摸胀大的膀胱，将双手置于耻骨联合上方膀胱顶部，由轻到重缓慢地向膀胱体部挤压，将尿液挤出。

③ Valsalva 排尿：排尿时通过 Valsalva 动作（屏气、收紧腹肌等）增加腹压将尿液挤出。

（2）下尿路康复

①行为疗法（适用于神经系统疾病引起的下尿路功能障碍）：通过日常生活习惯的调整，使疾病治疗和生活质量得到改善。

A. 生活习惯调整：认真记录排尿日志，调整喝水习惯，平衡液体的出入量，避免咖啡、浓茶等可能引起膀胱刺激症状的饮品；提高患者的自我护理和运动能力；如果药物引起利尿效果和膀胱功能改变，需改变药物的类型或摄入量。

B. 膀胱训练：包括定时排尿和提示性排尿。

C. 盆底肌肉锻炼：盆底肌肉锻炼主要包括 Kegel 训练和阴道重锤训练等。

②盆底生物反馈：生物反馈是采用一系列治疗步骤，利用电子仪器准确测定神经、肌肉和自主神经系统的活动，并把这些信号有选择地放大成视觉和听觉信号反馈给受试者。

（3）导尿治疗：主要有 2 种治疗方法。①间歇导尿（intermittent catheterization，IC）：是膀胱训练的一种重要方式，是协助膀胱排空的"金标准"。膀胱间歇性充盈与排空，有助于膀胱反射的恢复，尤其是急性脊髓损伤患者应尽早开始间歇导尿。②留置导尿和膀胱造瘘。

（4）外部集尿器。

（5）电刺激：利用神经细胞对电刺激的应答来传递外加的人工电信号，通过外电流的作用，使神经源性膀胱患者产生局部的肌肉收缩或松弛。

（6）针灸：神经源性膀胱可归属中医"淋证""癃闭""遗溺""小便不禁"等范畴，针灸作为改善神经源性膀胱的方法之一，可以提高患者的生存质量。

（7）口服药物治疗：单一药物疗效有限，多药联合治疗可获得最大疗效。

①治疗逼尿肌过度活动的药物

A. M 受体阻滞剂：是治疗神经源性逼尿肌过度活动的一线药物。

B. β_3 肾上腺素受体激动剂：可使膀胱逼尿肌放松。

C. 磷酸二酯酶 V 型抑制剂（PDE5I）：包括西地那非、伐他那非等，可改善男性勃起功能的同时减轻储尿期和排尿期症状。

②治疗逼尿肌收缩无力的药物：M 受体激动剂（如氯贝胆碱）及胆碱酯酶抑制剂（如溴吡斯的明）可改善逼尿肌收缩力，增强膀胱排空能力。

③降低膀胱出口阻力的药物：α 受体阻滞剂可以降低膀胱出口阻力，改善排

尿困难等排尿期症状，减少残余尿量，也可部分改善尿频、尿急、夜尿等储尿期症状，同时可降低自主神经反射异常的发生率。

④减少尿液产生的药物：去氨加压素为一种合成抗利尿药，能减少尿液产生，主要用于夜尿症、遗尿和尿崩症。

⑤增加膀胱出口阻力的药物：α受体激动剂可增加膀胱出口阻力，但缺乏高水平证据支持其在神经源性膀胱治疗中的有效性。

2. 外科手术治疗

（1）重建储尿功能的术式

①扩大膀胱容量的术式

A. A型肉毒毒素膀胱壁注射术：引起肌肉松弛性麻痹。

B. 膀胱内药物灌注术：减少逼尿肌过度活动。

C. 自体膀胱扩大术（逼尿肌切除术）：剥除膀胱壁肥厚增生的逼尿肌组织，保留膀胱黏膜的完整性，改善膀胱顺应性，降低储尿期膀胱内压力，达到保护上尿路的目的。

D. 肠道膀胱扩大术：通过截取一段肠管并按"去管化"原则折叠缝合成 U 形、S 形或 W 形的肠补片，将肠补片与剖开的膀胱吻合形成新的有足够容量的储尿囊，从而达到扩大膀胱容量、低压储尿、防止上尿路损伤的目的。

②增加尿道控尿能力的术式：仅适用于逼尿肌过度活动已被控制、无膀胱输尿管反流的患者。该类方法联合膀胱扩大术则需要行间歇导尿来排空膀胱。包括：填充剂注射术，尿道吊带术，人工尿道括约肌（AUS）植入术。

（2）重建排尿功能的术式：主要有以下三类。

①增加膀胱收缩力的术式。

②横纹肌重建膀胱术：包括腹直肌转位膀胱重建术、背阔肌逼尿肌成形术、腹内斜肌肌瓣逼尿肌成形术等。

③降低尿道阻力的术式：包括 A 型肉毒毒素（BTX-A）尿道括约肌注射术、尿道外括约肌切断术、尿道支架置入术等。

（3）同时重建储尿和排尿功能的术式

①骶神经后根切断术 + 骶神经前根电刺激术：骶神经后根切断术也被称为骶神经传入神经阻断，能够有效减少逼尿肌过度活动。骶神经前根电刺激术（sacral anterior root stimulation， SARS）的目的是刺激逼尿肌产生收缩。

②骶神经调控术（SNM）：通过刺激传入神经，可以恢复尿路系统兴奋和抑制信号正常平衡关系。

③尿流改道术：上述外科治疗方法无效时，必须考虑选择尿流改道来保护上

尿路功能，以提高患者的生活质量。

五、神经源性膀胱的预防

神经源性膀胱的预防主要是预防及治疗原发病。当发生神经源性膀胱时，需预防泌尿系统感染，主要措施是正确处理膀胱功能障碍（包括降低膀胱内压、排空膀胱等）、处理反流、避免长期留置导尿管、选择正确的排尿方法、去除泌尿系统结石等。合理降低膀胱压力、减少残余尿，可显著降低复发性尿路感染（UTI）的发生率。

膀胱过度活动症

情景一："我不是在上厕所，就是在去厕所的路上"，今年53岁的X女士在就医时如此抱怨道，"每日总是会出现明明前一秒钟好好的，突然就有了尿意的情况。尿感非常急，有时甚至憋不住，以至于在我每次去到新的地方时总要先确定好厕所的位置，没有卫生间的地方不会去。"

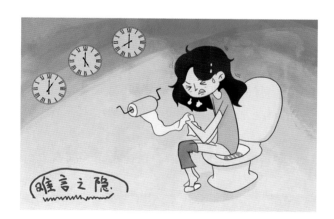

情景二：电影院里，所有人都在聚精会神地看着电影。电影剧情跌宕起伏，节奏紧凑，但一位女士却一次接一次地跑洗手间。这让坐在她旁边的朋友很是不满，女士深感歉意，实在是尿意不受自己的控制。

你是否一有尿意就立马上厕所，甚至有憋不住尿的感觉？是否有不分昼夜、不分场合随时有尿意的情况？是否在去医院检查后，要么是发现自己并没有尿路感染，要么是控制了感染却仍有症状？无论出现以上哪种情况，尿频、尿急的症状不仅会干扰正常生活，还会严重影响社交。

科普小课堂——膀胱过度活动症

其实多动不只是精神疾病，膀胱也是会得多动症的。这是真实的疾病，称膀胱过度活动症（overactive bladder， OAB）。膀胱过度活动症是一种以尿急症为特征的综合征，常伴有尿频和夜尿，伴或不伴有急迫性尿失禁，没有尿路感染或其他明确的病理改变。

什么是尿急症呢？尿急症是指一种突发的、强烈的且很难被延迟的排尿欲望。而急迫性尿失禁则是指与尿急相伴随的尿失禁现象。

一、膀胱过度活动症的病因

膀胱过度活动症的病因及发病机制目前尚不完全明确，可能存在以下发病机制。

1. 神经源性学说　该理论认为膀胱过度活动症的发生与神经系统病变有关。膀胱储尿期维持低压有赖于神经系统对逼尿肌的抑制，神经系统的病变可能导致这种抑制作用消失，从而导致膀胱过度活动症。

2. 肌源性学说　该理论认为膀胱过度活动症的发生与逼尿肌细胞本身兴奋性增加有关，逼尿肌不自主收缩导致膀胱过度活动症。

3. 上皮源性学说　该理论认为膀胱过度活动症的发生与膀胱黏膜上皮中受体或其释放的神经递质变化有关，进而引起逼尿肌收缩，导致膀胱过度活动症。

4. 其他学说　如膀胱–肠–脑轴学说，即精神压力、负性情感等精神因素会导致泌尿系统症状。

另外，如炎症、膀胱出口梗阻、高龄、精神疾病等因素也可能会导致膀胱过度活动症。

二、膀胱过度活动症的诊断

1. 症状自查　患者可自行完成症状问卷调查（包括排尿日记），这是评价患者症状严重程度和生活质量最合适的方法。

2. 医院检验检查　通过尿液分析、病原学检查、细胞学检查、血清前列腺特异性抗原（PSA）等检验来排除相似疾病。泌尿生殖系统超声可常规筛查造成膀胱过度活动症的各种泌尿生殖系统疾病或用于上尿路积水情况的监测。尿流动力学检查可评估膀胱功能，有针对性地处理尿流动力学检查所发现的问题，可极大改善患者的膀胱过度活动症。膀胱镜检查可用于排除造成膀胱过度活动症的其他原因。

可以用评分的方式来判断膀胱过度活动症的轻重。

膀胱过度活动症评分（OABSS）表

症状	问题	频率	得分（请打√）
1.白天排尿次数	从早晨起床到晚上入睡、小便的次数是多少？	≤7次	0
		8～14次	1
		≥15次	2
2.夜间排尿次数	从晚上入睡到早晨起床，因为小便起床的次数是多少？	0次	0
		1次	1
		2次	2
		≥3次	3
3.尿急	是否有突然想要小便，同时难以忍受的现象？	无	0
		每周＜1次	1
		每周≥1次	2
		每日≥1次	3
		每日2～4次	4
		每日≥5次	5
4.急迫性尿失禁	是否有突然想要小便，同时无法忍受并出现尿失禁的现象？	无	0
		每周＜1次	1
		每周≥1次	2
		每日≥1次	3
		每日2～4次	4
		每日≥5次	5

总得分

3分≤得分≤5分	轻度 OAB
6分≤得分≤11分	中度 OAB
得分≥12分	重度 OAB

三、膀胱过度活动症的治疗

（一）行为治疗

1. 生活习惯的改变

（1）许多患者饮水过多。建议每日饮水量不超过 2.5L，同时避免饮用可能加重症状的饮品，如茶、咖啡、酒精。

（2）肥胖是尿失禁的风险因素，减轻体重能够改善尿失禁的症状。

（3）如果正在应用可能影响膀胱功能的药物，如利尿剂、α肾上腺素受体阻滞剂，需要评估是否可以停药。

（4）如果同时有压力性尿失禁，需要进行盆底肌训练。

（5）对于在活动时有漏尿的患者，建议使用尿垫和卫生棉条。

2. 行为干预及物理治疗

（1）膀胱训练：减少排尿频率，改善尿急症状，延长排尿间隔，恢复患者控制膀胱功能的信心。方法：指导患者白天每 1.5 小时排尿 1 次，此后可再延长排尿间隔至每 2 小时排尿 1 次，每日液体摄入量不超过 1.5L。

（2）生物反馈辅助的盆底肌训练和盆底肌电刺激：生物反馈辅助的盆底肌训练在治疗女性膀胱过度活动症时，可显著减轻症状，提高生活质量。盆底肌电刺激常用于采用生物反馈辅助的盆底肌训练已意识到盆底肌收缩活动的患者。

（3）经皮胫神经刺激疗法：是一种不需要内置电极的神经调节技术，通过一个置于足部的电极刺激骶神经丛来进行治疗，需要每周进行 1 次引导治疗，每次 30 分钟，共 12 次，之后每月进行 1 次维持治疗。

（二）药物治疗

1. M 受体阻滞剂　目前我国常用的药物有托特罗定、索利那新、丙哌唯林。

2. β_3 肾上腺素受体激动剂　目前我国常用的药物为米拉贝隆，可通过诱导膀胱逼尿肌松弛来改善症状。

膀胱过度活动症的药物治疗：一般建议用药 2～4 周后判断疗效，如果疗效满意，建议持续用药 3 个月。而停药后症状复发的患者，建议长期用药。

温馨提示

不要不好意思，排尿问题虽是难言之隐，但不可因此耽误就医；不要不重视，这并不是上年纪的正常表现，这是一种病；不要无所谓，这种疾病是不会自愈的，甚至还会进展。身体有问题，请相信医学，及时就医。

压力性尿失禁

"阿嚏！"一个喷嚏刚打出来，小红就感受到下身一股"湿"意袭来。一个不请自来的喷嚏造成了"漏尿"的尴尬情况。这就是医学传说中的压力性尿失禁。

接下来，和大家详细谈谈这个令万千女性深恶痛疾的压力性尿失禁。

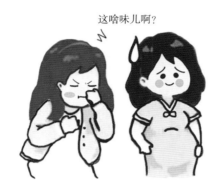

这啥味儿啊？

科普小课堂——压力性尿失禁

压力性尿失禁是指打喷嚏、咳嗽或运动等腹压增高时出现不自主的漏尿现象。

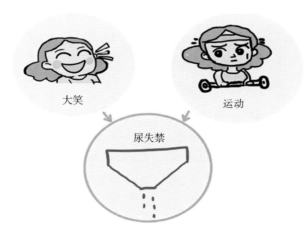

大笑　　　运动

尿失禁

一、压力性尿失禁的程度诊断

依据临床症状的程度不同，压力性尿失禁可分为以下三度。

1. 轻度　一般活动及夜间无尿失禁，腹压增加时偶发尿失禁，不需要携带尿垫。

2. 中度　腹压增加或起立活动时，有频繁的尿失禁，需携带尿垫生活。

3. 重度　起立活动或卧位体位变化时即有尿失禁，严重影响患者的生活及社交活动。

二、导致压力性尿失禁的原因

1. 年龄因素　随着年龄的增长，雌激素水平下降，盆底肌逐渐松弛，尿道功能减弱等，女性出现尿失禁的概率也会逐渐升高，高发年龄是 50 ～ 59 岁。

2. 生育　每一次生育对于女性的盆底肌都是一次损伤。因此，生育次数较多的女性出现压力性尿失禁的概率也会比较高。同时，若在生产过程中，使用助产钳、吸胎器、催产素等同样会增加中老年出现压力性尿失禁的概率。

3. 肥胖　体重超标的人往往也更容易出现压力性尿失禁，减重可以降低尿失禁的发生率。

4. 种族差异和家族遗传因素　不同种族尿失禁发生率有差异，白种人患病率高于黑种人；压力性尿失禁患者患病率与其直系亲属患病率显著相关。

5. 盆腔脏器脱垂　一些压力性尿失禁的患者也有盆腔脏器脱垂的情况，两者相互影响。

三、压力性尿失禁的治疗

1. 轻中度压力性尿失禁　多采用非手术治疗。

（1）控制体重：肥胖是女性压力性尿失禁的明确危险因素。患有压力性尿失禁的肥胖女性，减重 5% ～ 10%，发生压力性尿失禁的次数将减少 50% 以上。

（2）盆底肌功能训练：又称 Kegel 运动，是首选的自我治疗方式，也是最常用、最有效的非手术治疗方法。每日训练 10 ～ 15 分钟。具体操作如下。

收缩肛门，用力使盆底肌收缩后放松，先收缩 2 ～ 3 秒，再放松 5 ～ 10 秒，反复，每次 10 ～ 15 分钟，每日 2 ～ 3 次，6 ～ 8 周为 1 个疗程。各种姿势都可以做，躺着、站着、坐着均可。通过不断训练，可增加收缩时间至 5 ～ 10 秒，如此反复进行锻炼，持之以恒。

（3）药物治疗

1）雌激素类：能恢复尿道黏膜及黏膜下的丰富血管和疏松结缔组织，增强尿道的闭合作用。

2）α 受体激动剂：能增强膀胱颈和近端尿道平滑肌的张力，提高后尿道的括约作用。

2. 中、重度压力性尿失禁　多采用微创手术治疗。

治疗压力性尿失禁的手术方式众多，目前最常见且有效的手术方式是经闭孔无张力尿道中段悬吊术（TVT-O）。目前全世界需手术治疗的尿失禁患者约80%采用该手术方式。

经闭孔无张力尿道中段悬吊术是通过在尿道中段放置一个小带子（医用尿失禁吊带）来达到控尿的目的，小带子在身体里面，人体是感觉不到的，也不会有任何反应。术后效果立竿见影，手术治愈率达90%以上，而且疗效相当稳定，手术时间短，只需要30分钟即可完成手术，术后第二日即可上班，且手术创伤小，并发症少，术后几乎看不到瘢痕，年老体弱者照样能进行手术治疗。

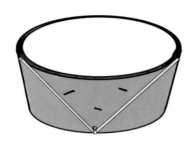

经闭孔无张力尿道中段悬吊术：原理是在盆腔置入一个吊带，帮助盆底肌恢复弹性功能

四、压力性尿失禁可能会出现的伴随症状

压力性尿失禁可能会伴随的症状有尿路感染、尿失禁相关性皮炎。

=== 小贴士 ===

如何预防尿失禁相关性皮炎的发生呢？

1. 及时清洗　局部皮肤长期被尿液浸泡，其天然的保护作用就会减弱。及时使用中性或弱酸性清洗液清洗皮肤，可减少尿液对皮肤的刺激，有助于保护皮肤的屏障功能。

2. 滋润皮肤　可以修复或增大皮肤的保湿屏障，清洗后可以涂鞣酸软膏或尿素霜膏以增加皮肤屏障的保护作用。

3. 使用皮肤保护剂　皮肤保护剂可以在皮肤表面形成一层保护膜，减少尿液对皮肤的刺激。

急迫性尿失禁

对于大多数日晒三竿仍赖床不起的朋友来说，他们往往在某方面练就了一身的"本领"，憋尿"神功"就是其中之一。俗话说人有"三急"，下面咱就来聊聊"尿急"那点儿事。

想必大家都有过憋尿的经历，就是那种下腹胀满并且越来越强烈、别人呼之你欲出的悲催感。一般来说，这种排尿欲望可以被自身意念抑制下去，等到合适的时间和地点"一泻千里"。然而，如果有一日你忽然感到突发、强烈、很难被延迟的排尿欲望，继而出现了不受自己控制的排尿，那么你得当心了，你可能患上了一种泌尿外科疾病——急迫性尿失禁！下面让我们来了解一下急迫性尿失禁，看看我们怎样才能制服它。

科普小课堂——急迫性尿失禁

尿失禁是指任何尿液不自主流出。而急迫性尿失禁是指伴随尿急或紧随其后出现的不自主的尿道外口漏尿。其可以表现为不同的症状形式，可以是 2 次排尿之间多次的少量尿液漏出，也可以是一次大量尿液漏出导致膀胱中的尿液完全排空。而急迫性尿失禁只是尿失禁的一种。数据显示，我国急迫性尿失禁总体患病率为 1.8%，女性多于男性，且发病率随着年龄的增长而增加。

一、诊断

急迫性尿失禁的诊断主要依据主观症状及客观检查。

（一）症状和病史

1. 急迫性尿失禁相关症状　不自主自尿道外口漏尿是否与尿急相伴随，或是在尿急后立即出现。

2. 鉴别其他类型尿失禁　有无咳嗽、大笑、跳跃等腹压增加状态下尿液的不自主漏出，有无尿踌躇、排尿费力等症状。

3. 泌尿系统其他症状　尿频、尿痛等尿路刺激症状，夜尿增多、排尿中断、血尿或下腹部、会阴区不适等。

4. 其他病史　糖尿病、胃肠道疾病、妇科疾病、神经系统疾病及盆腔脏器疾病病史及治疗史等。

（二）体格检查

1. 一般状况　认知及活动能力等。

2. 全身检查　腹部是否有手术瘢痕、包块、压痛部位及尿潴留体征；神经系统检查会阴部感觉、下肢肌力、肛门括约肌张力及病理征等。

3. 专科检查　有无盆腔脏器膨出及膨出程度；外阴感染所致异味、皮疹；双合诊了解子宫水平、大小和盆底肌收缩力等；直肠指检括约肌肌力、前列腺体积、质地及有无结节，并观察有无直肠膨出。

二、治疗

对急迫性尿失禁的治疗主要以改善患者的临床症状为主，在缓解症状的同时，积极去除引起症状的病因。

（一）非手术治疗

在治疗中占有重要地位，侵入性小，价格低廉，操作简单，很少有严重的不良反应，能够有效改善尿失禁症状，提高患者生活质量。非手术治疗主要有膀胱训练、盆底肌训练、生物反馈等。

1. 膀胱训练　主要包括定时排尿和延迟排尿，是通过改变排尿间隔时长，建立合理的排尿习惯，改善尿失禁的有效办法。

2. 盆底肌训练　可以增强盆底肌与括约肌力量，抑制逼尿肌过度活动，从而改善尿失禁症状，提高生活质量。

3. 生物反馈　利用置入阴道或直肠内的反馈治疗仪器感应膀胱内逼尿肌活动情况，逼尿肌收缩时仪器发出信号，患者可感知并有意识地学会自我控制。

4. 其他非手术治疗　电刺激治疗刺激盆底肌使逼尿肌松弛，尿道括约肌收缩；针灸刺激八髎、三阴交和中极穴位。

（二）药物治疗

1. M 受体阻滞剂　可选择性作用于膀胱，阻断乙酰胆碱与介导逼尿肌收缩的 M 受体结合，抑制逼尿肌不自主收缩，改善膀胱的储尿功能。

2. β_3 肾上腺素受体激动剂　调节膀胱逼尿肌松弛，治疗非神经源性急迫性尿失禁有效且安全，可以缓解尿频和尿失禁症状。然而，使用药物治疗后要定期随访，以便监测残余尿量，记录和观察药物的不良反应。

（三）手术治疗

当非手术治疗及药物治疗效果不能令人满意时，应考虑手术治疗。手术治疗主要包括膀胱灌注（辣椒辣素、超强辣素等）、A 型肉毒毒素膀胱壁注射、神经调节和膀胱扩大术。以上治疗方式需与医生沟通，入院治疗。

三、预防

1. 普及教育　使大众认识到急迫性尿失禁是一种可以诊断和治疗的疾病，消除患者及其家属的心理压力，纠正患者不良的排尿及生活习惯，倡导早发现、早诊断、早治疗。

2. 控制体重　调查显示肥胖是急迫性尿失禁发生的危险因素之一，肥胖者应积极锻炼，将体重控制在正常范围。

3. 治疗便秘　研究表明，便秘与急迫性尿失禁存在关系，当同时患有便秘和急迫性尿失禁时，应积极治疗便秘。

儿童遗尿症

铁柱在睡觉中梦见自己在海滩边玩耍，时而奔跑，时而踏浪。忽然，有股抑制不住的电流沿着各处神经穿过全身进入大脑，好像是尿急的感觉。

于是褪下裤子面朝大海就开始倾泻而出，就是这种顺畅的感觉！但是不对，怎么还夹杂着热乎乎的湿润感？

没过一会儿的工夫，铁柱就被妈妈的数落声吵醒。"你个楞柱子又尿床了！"

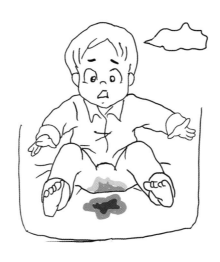

科普小课堂——儿童遗尿症

　　儿童遗尿症（NE）是指 5 岁以上的儿童在无中枢神经系统病变的前提下，在睡眠中出现不自主的漏尿现象，至少每周 2 次，并持续 3 个月或以上。儿童遗尿症可分为单症状夜间遗尿症和复合症状夜间遗尿症，其中单症状夜间遗尿症又分为原发性遗尿症（PNE）和继发性遗尿症（SNE）。

　　儿童遗尿症发病率受年龄、性别、国别等多重因素影响，男女比例为 2 : 1，且男性患儿治疗相对困难。儿童遗尿症每年自然缓解率约为 15%，但若不进行治疗，儿童遗尿症严重者症状可一直延续至成年。流行病学研究显示，5 岁以下患儿的发病率约为 15.3%，5 ～ 18 岁为 7.88%，持续到成年的概率为 1% ～ 2%。原发性遗尿症的发病率是继发性遗尿症的 2 倍，多数患儿属于原发性遗尿症。继发性遗尿症多受突发因素、压力事件影响，如父母离婚、弟妹出生、学校创伤等。另外，夜间遗尿还与儿童遗尿症家族史、兄弟姐妹数量、出生顺序、家庭教育和经济状况、家庭人数、便秘和既往尿路感染等因素有关。

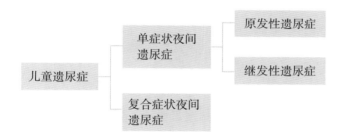

一、诊断

（一）病史询问

1. 了解患儿的一般健康、发育情况及是否合并精神疾病。

2. 了解夜间尿床的严重程度，包括发生的时间及频率。

3. 是否合并白天尿频、尿急、排尿困难或尿失禁等症状。

4. 是否合并夜间多尿，平日饮水量和饮水习惯如何。

5. 是否合并便秘或大便失禁等肠道症状。

6. 遗尿是否对患儿的心理和日常行为产生影响，是否影响社交、学习及家庭关系。

7. 患儿夜间睡眠如何，睡眠中是否有严重的打鼾或呼吸暂停情况。

8. 询问家长目前应对患儿夜间遗尿的措施，包括夜间唤醒患儿排尿的方法（未唤醒、定时唤醒还是随意唤醒）。

（二）体格检查及其他检查

1. 检查项目：①泌尿生殖系统体格检查；②尿常规、泌尿系超声及残余尿测定。

2. 若怀疑合并其他疾病，如胃肠道疾病、体格智力发育异常和（或）糖尿病，或疑有神经系统疾病等，可继续完善以下检查。

（1）特殊体格检查：神经系统检查、直肠指检。

（2）其他检查：血常规、血生化、尿流动力学、骨盆 X 线检查、脑及脊髓 MRI 检查等。

二、治疗

单症状夜间遗尿症患儿一般无器质性病变，治疗时应首先给予正确的教育和引导。该病多呈自限性，大部分患儿随着年龄的增长，症状可逐渐消失。因此，对于 6 岁以下的患儿一般可不采取药物治疗或其他特殊治疗。

（一）教育和引导

1. 首先要强调夜间尿床不是儿童的错，避免其受到指责，并鼓励其进行正常的学习和生活。

2. 保证日间正常饮水，睡前 3 ～ 4 小时可适当减少水分摄入。

3. 教育并监督患儿养成良好的排尿习惯（一般排尿 4 ～ 7 次 / 日）。

4. 建议家长详实记录每晚遗尿出现与否及发生次数，以便医生评估病情和判断疗效。

（二）正确的夜间唤醒

1. 唤醒的时机　应当在膀胱充盈至即将排尿时将其唤醒。通过这种方法强化夜间尿意 - 觉醒的神经反射，缩短遗尿的持续时间。

唤醒时机：①患儿在安静睡眠中突然出现翻身或其他躁动表现；②根据以往患儿出现遗尿的时间规律，在即将遗尿前唤醒排尿。

为了使遗尿的时间规律化，方便家长掌握唤醒时间，可在生活上实行"三定"原则：晚饭定时、睡眠定时、晚饭至睡前饮水定量。在"三定"原则下，夜间相应时间所产生的尿量相对稳定，遗尿出现时间也相对固定。

2. 清醒状态下排尿　将患儿从睡眠中完全唤醒，在清醒状态下排尿。

（三）遗尿报警器

遗尿报警器是一种可安放在床铺或患儿内裤的装置，当遗尿发生时可发出警示（声响或震动等），以达到唤醒患儿排尿的目的。

（四）醋酸去氨加压素

醋酸去氨加压素是一种抗利尿激素类似物，适用于夜间多尿的遗尿患儿。

（五）抗胆碱能药物

抗胆碱能药物对于合并逼尿肌活动过度的单症状遗尿症患儿效果好。

（六）三环抗抑郁药

醋酸去氨加压素治疗失败后才考虑使用三环抗抑郁药，该药副作用相对较多。

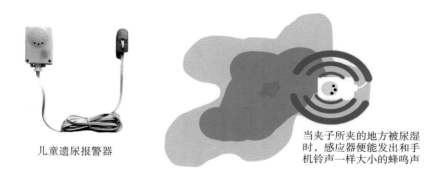

儿童遗尿报警器

当夹子所夹的地方被尿湿时，感应器便能发出和手机铃声一样大小的蜂鸣声

炎症篇

尿路感染

科普小课堂——尿路感染

尿路感染是病原体在尿路中生长、繁殖而引起的感染性疾病。而病原体就如同这西行路上的妖魔鬼怪一样变化多端，病毒、细菌、真菌、寄生虫，可怕的是细菌还可以分为革兰氏阳性菌（球菌、杆菌）、革兰氏阴性菌（球菌、杆菌）等。

尿路感染是仅次于呼吸道感染的第二大感染性疾病。同时，病原体最容易感染女性。据统计，成年女性的尿路感染发病率明显高于男性，60岁以上女性尿路感染的发病率高达10%～12%。而对于男性，50岁以下成年男性极少发生尿路感染，但50岁以上男性随着前列腺增生的发病率升高，尿路感染的发病率也相应升高。

导致尿路感染的病原菌也多种多样，包括常见的致病菌，如金黄色葡萄球菌、溶血性链球菌、粪肠球菌、屎肠球菌、破伤风梭菌、结核分枝杆菌、淋病奈瑟球菌、大肠埃希菌、铜绿假单胞菌、肺炎支原体等。其中大肠埃希菌最为常见，约占全部尿路感染的85%，这些病原体相对容易被抗菌药物控制。多重耐药菌，如耐甲氧西林金黄色葡萄球菌、万古霉素耐药肠球菌、产超广谱 β - 内酰胺酶（ESBL）细菌、耐碳青霉烯类抗菌药物肠杆菌科细菌（包括多重耐药 / 泛耐药铜绿假单胞菌、多重耐药结核分枝杆菌）等，通常对三类或三类以上抗菌药物同时出现耐药，且常规抗生素治疗困难。

对于常见致病菌引起的非复杂性尿路感染，单纯的经验性抗菌药物即能起到明显的治疗效果，如大肠埃希菌、葡萄球菌属、肠球菌属及克雷伯菌属等细菌敏感性菌株所致的非复杂性膀胱炎可用呋喃妥因治疗；大肠埃希菌等肠杆菌科细菌、腐生葡萄球菌、肠球菌属引起的急性肾盂肾炎可用氨苄西林、阿莫西林治疗或头孢曲松等第二、三代头孢菌素治疗；而磷霉素（磷霉素氨丁三醇）对引起尿路感染常见的革兰氏阴性、革兰氏阳性致病菌均具有良好的抗菌活性。

对于复杂性尿路感染而言，其病原菌更可能耐药，在选用敏感抗生素的基础上，可结合相应的手术治疗祛除引起感染的病因或感染病灶。

面对尿路感染，切勿"胡乱用药"，应及时到正规医院就诊，特别应注意多休息，多饮水，勿憋尿！

泌尿外科围术期抗菌药物应用

俗话说得好，工欲善其事，必先利其器。我们泌尿外科医生在平日诊疗过程中，也需要细菌使用不同的武器来实现个体化治疗。

抗生素于医生而言非常重要。泌尿外科围术期抗菌药物应用包括泌尿外科常用的有创性诊断操作、体外冲击波碎石（ESWL）、腔内手术、开放手术、腹腔镜和机器人手术、肠代膀胱手术和植入物手术在围术期的抗菌药物应用等。

科普小课堂——泌尿外科围术期抗菌药物应用

一、预防用药目的

泌尿外科医生预防性使用抗生素的主要目的就是预防手术部位感染，包括浅表切口感染、深部切口感染和手术所涉及的器官/腔隙感染，但不包括与手术无直接关系的、术后可能发生的其他部位感染。

二、预防用药原则

1. 清洁手术（Ⅰ类切口）　手术脏器为人体无菌部位，局部无炎症、无损伤，也不涉及呼吸道、消化道、泌尿生殖道等人体与外界相通的器官。如肾上腺切除术、肾囊肿去顶术、精索静脉高位结扎术、隐睾切除术等。手术部位无污染，通常不需要预防用抗菌药物。若手术后可能会存在感染，可使用喹诺酮类或第一代头孢菌素或第二代头孢菌素。

2. 清洁－污染手术（Ⅱ类切口）　手术部位存在大量人体寄生菌群，手术时可能污染手术部位导致感染。如根治性肾切除术、肾部分切除术、肾盂成形术、肾输尿管全长切除术、膀胱部分切除术、根治性前列腺切除术、经尿道前列腺电切术、经尿道膀胱肿瘤切除术、输尿管镜碎石术、经皮肾镜碎石术等。此类手术通常需预防用抗菌药物。预防药物推荐应用喹诺酮类或第二代头孢菌素或广谱青霉素 + β – 内酰胺酶抑制剂。

3. **污染手术（Ⅲ类切口）** 是指易造成手术部位严重污染的手术。常见的术式包括利用肠管的尿流改道术、感染性结石手术等。此类手术需预先应用喹诺酮类或第二、三代头孢菌素或广谱青霉素 + β – 内酰胺酶抑制剂或氨基糖苷类，涉及肠道的手术还可加用甲硝唑。

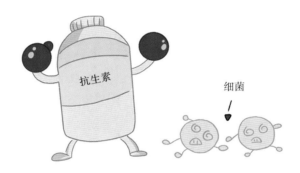

三、围术期抗菌药物品种选择

在没有细菌学结果可以参考的情况下，抗菌药物的应用可以比较灵活，我国推荐使用第一、二代头孢菌素和喹诺酮类，国际上推荐的药物范围较广，包括磺胺类药物，第一、二代头孢菌素，喹诺酮类药物，氨基糖苷类 + 甲硝唑或克林霉素，阿莫西林 / 克拉维酸，氨苄西林 / 舒巴坦等，均可作为预防用药的选择。下表为《中国泌尿外科和男科疾病诊断治疗指南》（2022 版）推荐的常见泌尿外科手术围术期抗菌药物的预防方案。

常见泌尿外科手术操作和围术期抗菌药物使用

手术或操作	易感部位	抗菌药物预防指征	抗菌药物选择	备选抗菌药物	抗菌药物预防时限	备注
经尿道检查和治疗（前置导尿、拔除导尿管、膀胱造影、膀胱灌注、尿流动力学检查、膀胱镜检查等）	尿路	存在易感危险因素	氟喹诺酮类（左氧氟沙星、环丙沙星）	磷霉素	单剂	易感危险因素有检查前菌尿、长期留置尿管、神经源性膀胱间歇性导尿、近期泌尿生殖道感染史等

手术或操作	易感部位	抗菌药物预防指征	抗菌药物选择	备选抗菌药物	抗菌药物预防时限	备注
经直肠前列腺穿刺活检	尿路生殖系统	所有患者	氟喹诺酮类（左氧氟沙星、环丙沙星）、磷霉素	第一、二代头孢菌素	≤48 小时	穿刺前使用聚维酮碘进行直肠消毒
经会阴前列腺穿刺活检	皮肤软组织 尿路生殖系统	所有患者	第一、二代头孢菌素，氟喹诺酮类（左氧氟沙星、环丙沙星）		单剂	既往有尿路感染病史者更易出现感染
经尿道前列腺电切术、经尿道膀胱肿瘤切除术	尿路	所有患者	氟喹诺酮类（左氧氟沙星、环丙沙星）第一、二代头孢菌素	磷霉素 广谱青霉素+β-内酰胺酶抑制剂	≤24 小时	术前菌尿者依据药敏结果用药，术前晚或手术当日开始应用；术后持续时间可酌情延长至48小时
不具备感染高危因素患者的上尿路结石手术（ESWL、输尿管镜、经皮肾镜）	尿路	所有患者	氟喹诺酮类（左氧氟沙星、环丙沙星）第一、二代头孢菌素	磷霉素	≤24 小时	感染高危因素包括结石负荷大、合并中到重度肾积水、近期有尿路感染发作史、术前长期留置肾造瘘管或 D-J 管、术前尿培养阳性
具备感染高危因素患者的上尿路结石手术（ESWL、输尿管镜、经皮肾镜）	尿路	所有患者	氟喹诺酮类（左氧氟沙星、环丙沙星）第一、二代头孢菌素		≤48 小时	术前尿培养阳性者依据药敏结果用药，建议术前目标性抗菌药物治疗至少1周
不涉及尿路的开放手术、腹腔镜、机器人手术	皮肤软组织	1.手术范围大，手术时间长 2.异物置入 3.感染高危因素	第一、二代头孢菌素，氟喹诺酮类（左氧氟沙星、环丙沙星）		≤24 小时	1.感染高危因素包括高龄、糖尿病、免疫抑制/功能低下、营养不良等 2.涉及异物置入者需个体化治疗

续表

手术或操作	易感部位	抗菌药物预防指征	抗菌药物选择	备选抗菌药物	抗菌药物预防时限	备注
涉及尿路的开放手术、腹腔镜、机器人手术	皮肤软组织 尿路	所有患者	氟喹诺酮类（左氧氟沙星、环丙沙星） 第一、二代头孢菌素	广谱青霉素+β-内酰胺酶抑制剂	≤24小时	术前尿培养阳性者依据药敏结果用药，术前晚或手术当日开始应用，总疗程≤72小时
肠代膀胱手术	皮肤软组织 尿路	所有患者	第一、二代头孢菌素，氟喹诺酮类（左氧氟沙星、环丙沙星），广谱青霉素+β-内酰胺酶抑制剂	氨基糖苷类+甲硝唑	≤72小时	

无症状菌尿

科普小课堂——无症状菌尿

造成无症状菌尿最常见的细菌是大肠埃希菌，其他肠杆菌科菌（如奇异变形杆菌、肺炎克雷伯杆菌等）、铜绿假单胞菌和革兰氏阳性菌（如肠球菌属、金黄色葡萄球菌、B群链球菌）等也是造成无症状菌尿的常见细菌。患者通常是绝经前女性和泌尿系统异常的人群，患病率因年龄、性别、性行为和泌尿系统畸形而有所不同。健康的绝经前女性发生率为1%～5%，老年女性和男性发生率为4%～19%，糖尿病患者为0.7%～27%，孕妇为2%～10%，脊髓损伤患者为23%～89%。年轻男性无症状菌尿不常见，一旦发现，需考虑慢性细菌性前列腺炎。

那么如何确定无症状菌尿呢？临床研究认为无任何尿路感染症状或体征的患者，以标准方式收集中段尿标本，培养检测出定量的细菌，女性连续2次尿培养菌落计数≥10^5CFU/ml，且2次菌种相同，男性仅1次，即可诊断为无症状菌尿。对于留置导尿管的患者，尿培养菌落计数≥10^2CFU/ml时即可诊断为无症状菌尿。

当无症状菌尿加重到一定程度时，便会造成症状性尿路感染，出现尿频、尿急、尿痛等临床症状。我们应当如何应对呢？无症状菌尿的治疗与否，主要取决于抗菌药物的使用能否降低特定人群发生不良事件的风险。根据患者情况的不同，治疗方案也不同。

（一）绝经前、未孕女性

虽然该类人群的无症状菌尿可能出现症状性尿路感染，但无症状菌尿的短期治疗并不能减少症状性菌尿的发生率或防止菌尿进一步发展，因此不建议检测和治疗该类人群的无症状菌尿。

（二）孕妇

无症状菌尿的孕妇产出早产儿或低体重儿的概率是没有菌尿孕妇的 20 ~ 30 倍。建议在妊娠前 3 个月每月做一次尿培养检查。有无症状菌尿的孕妇可口服抗菌药物治疗（如阿莫西林、头孢呋辛、头孢氨苄等），建议行抗菌治疗 3 ~ 7 日。

（三）糖尿病患者

糖尿病患者即使在血糖控制较好的情况下也与无症状菌尿的发生率相关，但对合并无症状菌尿的糖尿病患者的长期抗菌治疗，并不延迟或降低症状性菌尿的发生率。因此，不建议对控制良好的糖尿病患者检测或治疗无症状菌尿。

（四）老年人

老年人无症状菌尿的抗菌治疗不但不能降低症状性菌尿的发生率或提高生存率，反而由于其不良抗菌治疗效果或因微生物耐药而导致再次感染的发生率升高。因此，不建议对无症状菌尿的老年患者进行检测和治疗。

（五）下尿路功能障碍患者

如神经源性膀胱、脊髓损伤、膀胱排空不全、回肠膀胱术后及原位膀胱术后患者，无症状菌尿发生率较高，无论是否给予规律抗菌药物，症状性尿路感染的发生率相似，而且治疗后尿培养结果显示细菌的耐药性有所增加。因此，不建议对下尿路功能障碍患者进行无症状菌尿的检测和治疗。

（六）留置导尿管的患者

长期留置导尿管的患者都会合并无症状菌尿，但治疗与否对患者出现症状性尿路感染的概率没有影响。而且，接受抗菌药物治疗的患者在治疗后发生耐药的概率明显增加。因此，不建议常规进行抗菌药物治疗或预防性应用抗菌药物，只有出现感染伴随症状的时候才需要治疗。

（七）儿童

不建议对儿童进行无症状菌尿的检测和治疗。但无症状菌尿的婴儿或儿童若出现发热，且不能用其他部位的感染解释时，应行尿培养检查。

（八）泌尿外科手术

不同手术对无症状菌尿的处理方式也不同。目前一致认为，术中损伤尿路黏膜的可能性很小，如行尿流动力学检查、膀胱灌注或膀胱镜检等，无须在术前对无症状菌尿进行检测和治疗。而对会破坏尿路黏膜完整性的侵入性泌尿外科手术（如经尿道前列腺切除术、经尿道膀胱肿瘤切除术、经皮肾镜取石术等），需在术前对无症状菌尿进行检测和治疗，一般建议在术前一晚或临手术前使用抗菌药物，术后若未留置导尿管则不再使用抗菌药物。

（九）肾移植术后

肾移植术后 6 个月无症状菌尿的发生率较高，但目前并无证据表明抗菌药物的使用有利于降低肾移植术后无症状菌尿的发生率，并且无症状菌尿对移植肾长期生存或功能并无影响。因此，不建议对肾移植患者的无症状菌尿进行治疗。

以下情况不推荐筛查或治疗无症状菌尿：绝经前、未孕女性；糖尿病控制理想的患者；老人；下尿路功能障碍患者；肾移植术后患者。对可能损伤尿道黏膜的手术，建议术前筛查和治疗无症状菌尿。建议短程治疗妊娠女性的无症状菌尿。

非复杂性尿路感染

当尿路感染者出现尿频、尿急、尿痛等尿路症状，即为有症状的尿路感染。下面我们来谈一谈两类比较常见的非复杂性尿路感染。

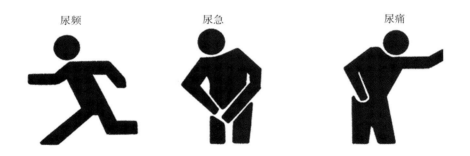

尿频　　　　　尿急　　　　　尿痛

科普小课堂——非复杂性尿路感染

非复杂性尿路感染是指急性的，偶发或复发的下尿路感染（非复杂性膀胱炎）和（或）上尿路感染（非复杂性肾盂肾炎），不伴有泌尿系统解剖或功能上的异常及合并其他并发症。短期抗菌药物治疗即可治愈，通常不会对肾功能造成影响。大肠埃希菌是最常见的尿路感染致病菌。

存在下尿路症状（排尿困难、尿频和尿急），并排除妇科疾病或其他引起膀胱过度活动症的疾病即应考虑非复杂性膀胱炎。非复杂性膀胱炎的临床表现为尿频、尿急、尿痛、耻骨上膀胱区或会阴部不适、尿道烧灼感。

根据尿频程度不同，尿频严重者数分钟排尿一次或有急迫性尿失禁。尿液浑浊，常见终末血尿，有时为全程血尿，甚至有血块排出。一般无全身症状，体温正常或仅有低热。

非复杂性肾盂肾炎的临床表现包括尿频、尿急、尿痛、血尿、患侧或双侧腰部胀痛、肋脊角有明显的压痛或叩击痛等，并且有寒战、高热，体温可上升到39℃以上，伴有头痛、恶心呕吐、食欲缺乏等全身症状。需尽快区分是否存在复杂因素，因为复杂性肾盂肾炎多伴有尿路梗阻，可迅速进展为尿脓毒血症。

对非复杂性尿路感染需要进行以下一些辅助检查。

实验室检查：血常规、尿常规、尿涂片镜检细菌、肾功能检查、尿细菌培养等。

影像学检查：非复杂性膀胱炎一般不需要做影像学检查，而急性非复杂性肾盂肾炎建议行 B 超检查以排除尿路梗阻或肾结石。以下情况应考虑行影像学检查，如再发性尿路感染、疑为复杂性尿路感染、少见的细菌感染、妊娠期曾有无症状性细菌尿或尿路感染者、感染持续存在者。

需要区分患者的不同情况，进行有效的治疗。

1. 绝经前非妊娠女性 急性非复杂性膀胱炎可采用短程抗菌药物疗法。

（1）短程疗法：一线治疗可选择磷霉素氨丁三醇（3g 单次使用），呋喃妥因（50 ～ 100mg，每日 4 次，连用 5 日；或 100mg，每日 2 ～ 3 次，连用 5 日）或左氧氟沙星（500mg，每日 1 次，连用 3 日）及第二、三代头孢菌素。

（2）对症治疗：多饮水、解痉、热敷、热水坐浴等。

2. 绝经后女性 急性非复杂性膀胱炎的治疗方法同绝经前非妊娠女性。

3. 非妊娠女性 非复杂性肾盂肾炎的治疗原则是：①控制或预防全身脓毒症的发生；②消灭侵入的致病菌；③预防再发。

目前推荐用于非复杂性肾盂肾炎经验治疗的口服抗菌药物为氟喹诺酮类（环丙沙星 500 ～ 750mg，每日 2 次，连用 7 日；左氧氟沙星 500mg，每日 1 次，连用 5 日）和第二、三代头孢菌素类，应避免使用呋喃妥因、磷霉素氨丁三醇和匹美西林等抗菌药物。非复杂性肾盂肾炎患者采用静脉给予抗菌药物进行治疗，可选用氟喹诺酮类、氨基糖苷类，以及第三、四代头孢菌素或青霉素。

4. 妊娠女性 急性非复杂性尿路感染的初始治疗为经验性治疗，可选择第二、三代头孢菌素、青霉素类＋β－内酰胺酶抑制剂治疗，然后根据药敏结果选择敏感抗菌药物，建议疗程为 7 ～ 14 日。

妊娠期患者抗菌药物使用，尤其需注意药物对母体和胎儿的影响。

（1）对胎儿有致畸或明显毒性作用者，如四环素类等，在妊娠期避免使用。

（2）对母体和胎儿均有毒性作用者，如氨基糖苷类、万古霉素等，妊娠期应避免使用。确有应用指征时，须在血药浓度监测下使用，以保证用药安全有效。

（3）药物毒性低，对胎儿及母体均无明显影响，也无致畸作用者，妊娠期感染时可选用，如青霉素类、头孢菌素类、β–内酰胺类和磷霉素等。

反复发作尿路感染

科普小课堂——反复发作尿路感染

反复发作尿路感染是指在 1 年内发作至少 3 次，或 6 个月内 2 次以上的经过尿液细菌培养证实存在的单纯和（或）复杂性尿路感染。病原菌以革兰氏阴性菌为主，多数是大肠埃希菌。

反复发作尿路感染可以进一步分为细菌持续存在和再感染。细菌持续存在是指由存在于泌尿系统中的同一种细菌，在较短时期内引起再次感染，患者在使用敏感抗菌药物治疗 2 周后，尿液中仍然可以培养出同种细菌即可诊断，也称为复发。这种情况常见于合并泌尿系统解剖结构或功能异常，属于复杂性尿路感染。再感染是指患者由不同种类的外界细菌再次侵入泌尿系统引起的新的感染，这种情况多属于非复杂性尿路感染。发生感染的原因是患者自身免疫力和机体抵抗力低下而出现新的感染，而不是首次感染治疗失败。

诊断反复发作尿路感染是在相对短的时间内其发作次数必须满足诊断标准。其临床症状、体征和实验室检查，均与一般尿路感染类似。影像学检查的目的是发现泌尿系统可能存在的解剖结构异常和（或）合并疾病。清洁中段尿液标本培养病原学是诊断尿路感染的"金标准"。

治疗可参考急性非复杂性尿路感染／膀胱炎。

尿脓毒血症

尿脓毒血症即由尿路感染引起的脓毒血症。当尿路感染出现临床感染症状并且伴有全身炎症反应征象（SIRS）时即可诊断为尿脓毒血症。然而，由于SIRS的诊断标准过于宽泛且缺乏特异性，在最新的脓毒血症诊断标准中，SIRS的概念已不再使用。脓毒血症的最新定义为宿主对感染的反应失调而导致的危及生命的器官功能障碍。

科普小课堂——尿脓毒血症

一、临床表现

尿脓毒血症包括尿路感染、伴随器官衰竭和感染性休克三个方面。根据局部病灶的情况及潜在系统性播散的可能，泌尿系统感染可以只表现为无明显症状的菌尿，也可以表现为脓毒血症的症状，危重患者可出现感染性休克的表现。需要注意的是，患者可以从完全无症状迅速进展为严重脓毒症，甚至感染性休克。

二、治疗

1. 早期复苏：早期目标指导性治疗。在最初的6小时内，早期复苏的目标应该为以下几点：①中心静脉压达到8～12mmHg；②65mmHg≤平均动脉压≤90mmHg；③中心静脉血氧饱和度＞70%；④红细胞压积＞30%；⑤尿量≥0.5ml/（kg·h）。

2. 抗菌药物治疗：一旦怀疑尿脓毒血症，应在1小时内立即经静脉途径应用经验性抗菌药物。所选抗菌药物应能够覆盖所有可能的病原体，同时根据药敏结果做出相应调整。

3. 感染源控制：泌尿系梗阻是最常见的感染源。

4. 辅助治疗。

间质性膀胱炎

小张是刚毕业的大学生，毕业后找到了一份满意的工作，刚入职的他感到压力巨大。他不敢懈怠，全心扑在工作上，时常加班，导致生活作息不太规律。

这日，他正在工作，忽然一阵尿意袭来。小张放下手头工作，跑到厕所释放，却感到一阵疼痛。

小张忍着疼痛小便完后，不到半小时又有了尿意。一日工作下来，小张跑了十余次厕所。这种情况持续了数日，一心忙于事业的小张没放在心上，想着下班后自己买点镇痛药吃就可以了。

一周的工作结束后，小张才对自己身体的不适上了心。上网搜索了一下自己的症状，说什么的都有，把他吓得不轻。怀疑自己得了膀胱炎，又怀疑自己得了前列腺炎，更害怕年纪轻轻就得了肿瘤。

这么想着，他没有再忍，马上来到了医院。一番检查后小张一颗悬着的心终于放下了，自己尿液指标正常，超声也没提示有占位。那到底是什么原因导致他不舒服的呢？

医生建议小张做个膀胱镜检明确诊断。病理结果出来后，医生告诉他，结合症状和病理表现，排除掉一些疾病之后，确定他得了间质性膀胱炎。

那么，间质性膀胱炎到底是一种怎样的疾病呢？

科普小课堂——间质性膀胱炎

间质性膀胱炎作为一类临床综合征，以患者膀胱、盆腔区感到压力或胀痛，伴尿频、尿急为主要症状，并缺乏明确病因或尿培养阳性结果。

然而，间质性膀胱炎是一种排除性的诊断，需要排除其他导致上述症状的相关疾病后，才能明确诊断，鉴别诊断包括急性膀胱炎、腺性膀胱炎、膀胱结核、寄生虫病引起的膀胱溃疡、非特异性膀胱炎、膀胱过度活动症等。

一、病因

间质性膀胱炎的病因尚未明确，目前提出的病因包括感染、自身免疫 / 炎症、神经性因素、肌肉功能紊乱、精神心理因素等。考虑到小张的工作习惯和作息规律，精神心理因素在其发病中可能占了较高的比例。

二、治疗

间质性膀胱炎的治疗方式多种多样，主要有以下几种治疗方案。

1. 心理治疗：由于间质性膀胱炎症状集中在膀胱区（下腹部），容易导致心理症状，因此有效的心理治疗必不可少。

2. 行为治疗：主要包括减少摄入可以导致症状加重的食物、积极进行膀胱训练。

3. 物理治疗：如按摩、针灸等。

4. 药物治疗：分为改善排尿和镇痛治疗、抗抑郁治疗等。

5. 膀胱内药物治疗：膀胱水扩张及膀胱灌注等。

6. 手术治疗。

7. 中医中药疗法。

最终，小张选择了控制饮食、服用药物治疗，并定时进行医疗按摩，生活质量得到了有效提升。其实，间质性膀胱炎最主要的还是患者要对此疾病有正确的认知，并积极地应对。这是一场拉力战，诊断为间质性膀胱炎也不要过于担忧，积极配合医生进行相关治疗才是最重要的。

前列腺炎

很多人不太了解前列腺，对其更是讳莫如深，谈"炎"色变，其实大可不必讳疾忌医留大患。

前列腺是什么，它有啥作用？什么是前列腺炎？前列腺炎的症状是什么？前列腺炎怎么治疗？日常生活中如何预防保健？

带着这些疑问，我们逐一揭露前列腺炎的秘密。希望越来越多的男性关注自身健康，及早发现疾病，积极治疗，让男≠难。

科普小课堂——前列腺炎

一、前列腺的位置及功能

前列腺是不成对的实质性器官，位于膀胱与尿生殖膈之间，呈前后稍扁的栗子形。

其功能为分泌前列腺液，参与构成精液，同时还可以分泌一些激素。

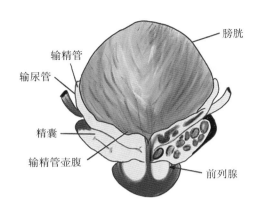

二、前列腺炎的含义

前列腺炎是指前列腺受到致病菌感染和（或）某些非感染因素刺激而出现的骨盆区域疼痛或不适、排尿异常、性功能障碍等临床表现的一种疾病。

三、前列腺炎的易感因素

1. 生活习惯　不良的饮食及生活习惯，酗酒、喜好偏辛辣刺激的食物、作息不规律、久坐、过于疲劳。

2. 性生活　性生活不规律、手淫频率过高、性伴侣过多、性生活不洁。

3. 运动　长时间的骑跨性运动，如骑自行车或骑马。

4. 其他因素　以检查或治疗为目的的留置导尿管、膀胱镜检查或前列腺穿刺检查。

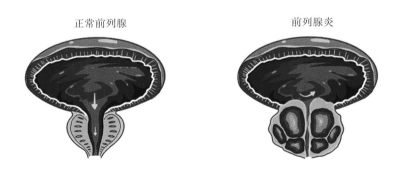

四、前列腺炎的传染性

前列腺炎不是传染性疾病，但一些特殊病菌感染引起的前列腺炎可以通过性交传染给伴侣，使其感染一系列妇科炎症，如真菌性前列腺炎、滴虫性前列腺炎、淋病性前列腺炎等，严重影响女性健康。

五、前列腺炎对生育的影响

前列腺炎可能会影响生育能力。

由细菌感染导致的急、慢性前列腺炎病情严重时，前列腺分泌的前列腺液可含有大量致病细菌，而前列腺液参与精液的形成，从而可导致精子质量下降。另外，各生殖器官相通，致病菌可引起睾丸、附睾及精囊等炎症，也会导致精子质量和活力下降，从而影响男性生育能力。

六、前列腺炎的症状

1. 急性细菌性前列腺炎　发病突然，有寒战、高热、尿频、尿急、排尿痛。会阴部坠胀痛。可发生排尿困难或急性尿潴留。临床常伴发急性膀胱炎。

直肠指检发现前列腺肿胀、压痛、局部温度升高，表面光滑，形成脓肿者则有饱满或波动感。

2. 慢性细菌性前列腺炎

（1）排尿异常：尿急、尿频、尿痛，排尿时尿道不适或灼热，排尿后和便后常有白色分泌物自尿道口流出，称为尿道口"滴白"。合并精囊炎时，可出现血精。

（2）疼痛：会阴、下腹隐痛不适，有时腰骶部、耻骨上、腹股沟区等也有酸胀感。

（3）性功能减退：可有阳痿、早泄、遗精或射精痛。

（4）精神神经症状：头晕、头胀、乏力、疲惫、失眠、情绪低落、焦虑等。

七、如何摆脱前列腺炎的困扰

首先进行临床评估，确定疾病类型，再针对病因选择合适的治疗方法。

1. 药物治疗　应用抗菌药物，可同时使用镇痛、解痉、退热等药物，以缓解症状。

2. 手术治疗　耻骨上穿刺造瘘术，引流出膀胱内不可排出的尿液，缓解尿潴留。如果是慢性细菌性前列腺炎，而且反复发作时，则需要考虑进行手术治疗。手术方式有两种，分别是前列腺摘除术和前列腺电切术。

3. 中医治疗　应用活血化瘀和清热解毒药物。

4. 物理治疗　前列腺按摩，可每周1次，以引流炎性分泌物；热水坐浴及理疗，对松弛前列腺、后尿道平滑肌及盆底肌肉，加强抗菌疗效和缓解疼痛症状有一定好处。

如何自我行前列腺按摩？

首先应该排空大便，然后打一盆温水进行温水坐浴，坐浴5分钟后再进行前列腺按摩。

按摩的方法是首先戴无菌手套，然后在手指上涂抹石蜡油，在肛门外涂抹石蜡油，将手指轻轻插入肛门内，摸到前列腺，在前列腺的左侧叶、右侧叶、中央沟分别按摩3～5次，就起到按摩前列腺的作用。

此法可以促进前列腺液的排泄，也可以将前列腺内的炎性分泌物排出。它对慢性前列腺炎是一种非常有效的治疗方法。

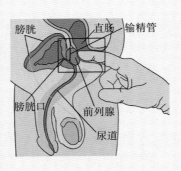

八、日常生活中的前列腺保健方法

1. 尽量少吃辣椒、生姜等辛辣、刺激性强的食物，平时宜多进食蔬菜、水果，减少便秘的发生。

2. 避免长时间久坐及骑跨性运动，如骑马、骑自行车等。

3. 一定要每日多喝水。

4. 戒烟限酒，前列腺炎发作期应戒烟戒酒。

5. 适当运动，增强体质，预防感冒。

6. 注意个人清洁卫生，每晚睡前清洗会阴，穿透气性好的棉质内裤。

7. 性生活规律，自慰频率适中，杜绝不洁性生活。

8. 调整好工作、生活节律，劳逸结合，避免过度疲劳。

泌尿生殖系结核

在临床上，结核病是由结核分枝杆菌感染引起的慢性传染病。其病原体"结核分枝杆菌"就像核电站中的核废水，在人体的生态系统中传染与播散，侵入人体各种器官，造成人体"生态系统"的破坏。

本部分主要带大家了解泌尿系统的"核"污染。通常我们广义上所了解到的结核大多是指肺结核。但结核分枝杆菌可通过血源性途径播散至肾，随后可伴随着尿液传播，进入整个泌尿道，引起整个泌尿生殖道的结核病。

科普小课堂——泌尿生殖系结核

一、肾结核

（一）肾结核病因

肾结核在泌尿系结核中占主导地位，是由结核分枝杆菌引起的慢性、进行性、破坏性病变。肾结核主要病因为结核分枝杆菌感染。肾结核患者的尿液中通常含有大量结核分枝杆菌，下行至输尿管后播散到膀胱，再从尿道排出。

肾结核可以通过身体其他部位的结核病传播而感染，尤其是肺部病变继发经血液播散至肾皮质，即上游工厂"肺"中的污水，流入下游的湖泊（肾），对其造成严重的污染。

这种由身体已经受到感染的部位造成的结核感染被称为继发性结核。肾结核是肺外继发性结核主要侵犯的部位之一，可在肺部感染后 5 ～ 20 年发生。

当然除了病原体结核分枝杆菌的感染外，自身免疫力下降也会增加患肾结核的风险，如艾滋病感染者、糖尿病患者和器官移植后服用免疫抑制药物的患者。

（二）肾结核流行病学

肾结核常发生于 20 ～ 40 岁的青壮年，男性发病率高于女性，老人和小孩较少发病，儿童多在 10 岁以上发病，婴幼儿较罕见，约 90% 发生在单侧。结核病流行的影响因素包括贫穷程度、HIV 感染、营养不良、糖尿病和吸烟。我国结核病患者人数居世界第 2 位。结核病已位居单一病原菌疾病死因的第 1 位。2000 年以来，我国结核病发病率和死亡率逐渐下降，根据 WHO 数据，2011 年我国结核病的发病率为 75/10 万，患病率为 104/10 万，死亡率为 3.5/10 万，HIV 感染者中的患病率为 1.2%。我国多药耐药（MDR）患者在新发病例中占 5.7%，在复发病例中占 26%。2017 年我国结核病发病率为 63/10 万，不包括艾滋病的结核病死亡率为 2.6/10 万。

（三）肾结核的尿液特征与症状表现

一般情况下，全身症状不明显，当肾结核严重时，会出现疲劳乏力、发热、盗汗。

1. 肾结核尿液特征　肾结核患者尿液中可能存在蛋白质和脓液，因此尿液会有腥臭味，呈米汤样。

此外，由于膀胱肌肉受到侵犯，在患者排尿的最后，膀胱肌肉收缩，常会有血液渗入尿液中，所以患者排尿的最后会有血尿出现。尿液中也存在大量的结核分枝杆菌，实验室可通过对尿液中的病菌进行培养和检查来进行检测。

2. 临床症状　结核分枝杆菌进入膀胱后，通常会引起尿频、尿急、尿痛等一系列膀胱刺激症状。而肾却感受不到膀胱的"痛苦"。肾结核往往原发病灶在肾，而症状主要表现在膀胱。

肾自截——痊愈的假象　待肾结核进展到后期，肾出现了多个干酪样、空洞样及坏死性病变，导致大量钙盐沉积，整个肾出现了广泛的钙化。

结核分枝杆菌在通过输尿管时，输尿管因为结核的侵犯完全堵塞，使得尿流不能通过输尿管进入膀胱。这样之前提到的膀胱刺激症状，会因为结核分枝杆菌无法随尿液排泄至膀胱，而出现尿频、尿急、尿痛缓解的"痊愈假象"。

被堵塞的输尿管及肾会继续恶化，直至整个肾出现广泛性钙化，相当于上游发生了交通拥堵，但下游车辆畅通无阻。这种表现在临床上被称为"肾自截"。

（四）治疗

1. 药物治疗　原则上早期、联合、适量、规律和全程使用抗结核药物，以达到杀死、抑制结核分枝杆菌的目的。目前 WHO 推荐应用的药物包括异烟肼（INH）、利福平（RIF）、吡嗪酰胺（PYR）、链霉素（SM）。

标准用药方案：联合用药至少 6 个月，初始 / 强化阶段四联用药 2 个月续 / 巩固阶段二联用药 4 个月，可延长 3 个月。其间需要减少药物的不良反应。治疗时需要检测 HIV，阳性者要延长巩固治疗时间。

2. 手术治疗

（1）病灶局限与肾盂不通者，行病灶清除术。

（2）病灶局限与肾盂相通者，行肾部分切除术。

（3）一侧肾结核严重，另一侧正常者，行患侧肾切除术。

注意：肾切除术前，抗结核治疗应不少于 2 周

二、膀胱结核

（一）病因

结核分枝杆菌可通过血源性途径播散至泌尿生殖道，结核分枝杆菌虽然难缠，但它很难在膀胱定植生长，临床中膀胱结核也大多源于肾的结核感染。

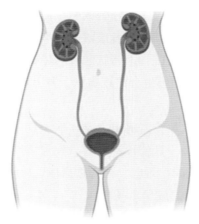

为什么发生在肾的感染会影响到膀胱呢？这是因为泌尿系统的通路就像一条公交线路，尿液由"始发站"的肾出发，中途经过输尿管及膀胱，最后经尿道排出体外，到达终点。结核分枝杆菌及大量坏死的人体组织伴随着尿液顺着输尿管从肾乘车跑到膀胱，眼尖的结核分枝杆菌就发现了一块风水宝地，名为"膀胱三角"，因为膀胱三角环境最好，最适宜居住，所以一部分结核分枝杆菌选择在这个地方"大兴土木"，并最终定居下来，开始了新的生活；另一部分结核分枝杆菌则往下游走去。

定居下来的结核分枝杆菌大肆破坏膀胱黏膜，导致黏膜充血水肿，上皮细胞缺损，形成小坑（溃疡），并形成散在的黄色结核结节，这些结节融合后会形成片状的溃疡、肉芽肿。

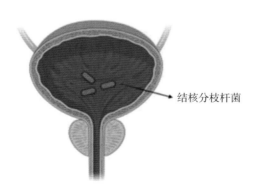

结核分枝杆菌

久而久之，会造成膀胱壁成纤维细胞的增生，膀胱壁变硬，进一步发展导致输尿管口狭窄，膀胱变小。输尿管口狭窄则会使尿流不畅，造成患侧肾积水、疼痛。

（二）临床表现

患有膀胱结核的患者一般以尿频为初发症状，一日可达数 10 次，夜间尤其加重。在尿频的同时出现尿急的情况，一旦有尿意必须立即排尿，患者常苦不堪言。

早期患肾结核排出带有结核分枝杆菌或脓细胞的尿液可刺激膀胱。随着病情的加重，如黏膜溃疡、结核结节广泛形成时，尿频也随之加重，每小时可达数次甚至数 10 次，排尿终末尿道或耻骨上膀胱区有灼热感或疼痛感，以及排尿不尽感。

结核分枝杆菌破坏膀胱黏膜也会出现血尿，多出现在尿频、尿急、尿痛之后，小便常为淡红色。

由于膀胱过度收缩导致黏膜溃疡出血，疾病早期，血尿多在小便即将结束的时候出现，称为终末血尿。一旦就诊不及时，发展为晚期甚至出现全程血尿。有时也会出现脓尿，和血尿同时出现时，称为脓血尿，尿液中会发现坏死的物质（干酪样坏死组织），尿液浑浊，或呈米汤样。

晚期出现输尿管口狭窄的时候，腰就会有酸酸胀胀的感觉。当膀胱变小，容积不足 50ml 时，称为结核性小膀胱，感受更为明显，尿频、尿急、充满性尿失禁，一不小心就要穿上尿不湿。

膀胱挛缩 是指结核性膀胱挛缩，一般是指膀胱容量减少，一般小于 50ml。主要是因为膀胱结核的结节相互融合，形成溃疡，溃疡可侵及膀胱的肌层，引起严重的广泛纤维组织增生，同时膀胱肌肉失去伸缩能力，从而使膀胱的容量缩小。临床上常会引起患侧肾积水。

（三）诊断依据

由于结核病的病程相对漫长，对组织的破坏也相对缓慢，初期全身症状多不明显，结核病所共有的规律性午后低热更是很少见，只有当肾结核严重，或发生严重的膀胱结核时才会表现出消瘦、乏力、盗汗等症状。

由于膀胱结核的症状缺乏特异性，非常容易漏诊。平时一旦出现上述症状，一定要及时就诊，养成定期体检的好习惯，避免延误病情。尿液中检测出结核分枝杆菌可确诊男性泌尿系统结核，此为临床确诊的金标准。

此外，可通过超声、尿路造影、CT 等影像学检查来辅助确诊，超声可发现膀胱体积缩小，膀胱壁变厚及变毛糙、不光滑。常伴对侧输尿管扩张。尿路造影可表现为小而挛缩的膀胱，不规则灌注缺损或膀胱不对称。CT 可以清晰显示泌尿系轮廓，判断肾输尿管膀胱和周围组织的结构。出现膀胱容积减少、痉挛及纤维化，出现小膀胱征，膀胱壁出现钙化灶。累及健侧时，出现健侧肾积水。

（四）治疗方案

膀胱结核在治疗上一般采取非手术治疗和手术治疗。

1. 非手术治疗　原则上早期、联用、适量、全程使用抗结核药物，以达到杀死、抑制结核分枝杆菌的目的。目前 WHO 推荐应用的药物包括异烟肼（INH）、利福平（RIF）、吡嗪酰胺（PYR）、乙胺丁醇（ETH）。

标准用药方案：联合用药至少 6 个月，初始/强化阶段四联用药 2 个月，持续/巩固阶段二联用药 4 个月，可延长 3 个月。其间需要减少药物的不良反应。

治疗时需要检测 HIV，阳性者要延长巩固治疗时间。

2. 手术治疗　手术前需抗结核治疗至少 4 周。常用的术式有以下 3 种。

（1）输尿管支架置入术：通过支架管引流尿液，缓解肾积水的症状，从而保护肾功能。

（2）膀胱扩大术：对于挛缩膀胱，在切除结核肾及抗结核治疗 3～6 个月后可行回肠或乙状结肠膀胱扩大术，以扩大膀胱容量，缓解肾积水的症状，从而保护肾功能。

（3）尿流改道术：伴尿失禁或膀胱颈狭窄等不适宜进行膀胱扩大术的患者，可依据实际情况选择输尿管皮肤造口或回肠膀胱或肾造瘘术，以达到保护肾功能的目的。

三、尿道结核

尿道结核主要发生在男性，临床较少见，属于泌尿生殖系结核的一种。

孤立的尿道结核极为罕见，通常是由于泌尿生殖道中另一处病灶的扩散，前列腺扩散是常见的来源。尿道结核通常从前列腺精囊蔓延至后尿道或由膀胱结核感染而来，含有结核菌的尿液可以通过前列腺导管、射精管进入生殖系统，给患者泌尿系统乃至生殖系统带来慢性、进行性、破坏性病变。与男性尿道受累相比，女性尿道结核更罕见。

（一）临床表现

在结核分枝杆菌的作用下，尿道中感染形成的干酪样坏死组织可产生脓性尿道分泌物随尿液排出。与此同时，尿道黏膜在炎症的刺激下可出现尿频、尿痛、尿道出血或血尿等常见症状。

当尿道广泛受累，感染引起的增生和坏死破坏尿道正常结构时可出现排尿困难、尿线变细、尿射程缩短、排尿无力等症状，甚至于会阴部位形成粗、硬且呈条索状的尿道。尿道狭窄易发生尿道周围炎、尿道周围脓肿或继发感染、破溃后形成尿道瘘，一旦阴囊或会阴部瘘管形成，应高度怀疑泌尿生殖系结核。

尿道结核多通过结核菌素试验、尿液检查等确诊，检出结核分枝杆菌为确诊的"金标准"。

此外，尿道造影可显示尿道狭窄，狭窄范围通常较广。所以当出现排尿疼痛，并向阴茎、睾丸、会阴部放射时，需要到医院就诊。出现脓尿、血尿、尿道分泌物增多的症状，亦需及时诊治，以免耽误病情。

（二）治疗方案

临床对于尿道结核的治疗目前有药物治疗及手术治疗两种方案。尿道结核仅是泌尿系结核的一部分，患者发生尿道结核的同时多已有严重的泌尿生殖系统结核病，且肾功能损害的可能性极大。先行抗结核药物控制，遵循早期、联合、适量、全程治疗，并积极治疗原发病。待病情得以控制后，再行尿道扩张术，解除梗阻表现。

手术治疗方案有以下几种。

（1）尿道结核引起的轻度尿道狭窄一般在全身抗结核治疗及支持治疗的配合下，首先清除肾结核、附睾结核等病灶，待膀胱结核、前列腺结核、尿道结核逐渐恢复后，再彻底处理尿道狭窄的情况，且一般需多次定期行尿道扩张术。

（2）尿道结核引起的中重度的尿道狭窄可在抗结核治疗 4～6 周无效后采取手术治疗。

（3）如狭窄段局限在 2cm 内，可行狭窄切除术、尿道吻合术，或内镜下尿道内切开术。

（4）狭窄段长且膀胱挛缩不明显的，可行狭窄段切除，尿道成形术。

（5）狭窄段长且膀胱挛缩明显的，则需要进行尿流改道术。

四、附睾结核

"核"废水在流入泌尿系河流后，不但影响所经过的江河湖海，还会影响周边田地。尿道周边的土地就包括附睾。

附睾是一个由曲折、细小的管子构成的器官，附睾具有暂存精液并分泌附睾液营养精子的功能。

临床上最常见的男性生殖系统结核为附睾结核，可单发或累及双侧附睾。发病年龄与肾结核相同，多见于 20～40 岁。约 62% 的患者合并泌尿系结核，但也可直接来源于结核的经血液传播，故临床遇到附睾结核患者时，应注意检查泌尿系统。

肾结核是病变的中心位置，含有结核菌的尿液可以通过前列腺导管、射精管进入生殖系统，给患者生殖系统带来很大损伤。当身体抵抗力下降时，容易发病，最常见的为附睾结核。

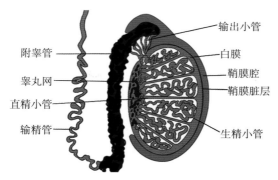

（一）感染途径

结核分枝杆菌可经血液播散至附睾；也可经尿路播散至前列腺，并经射精管播散至附睾。

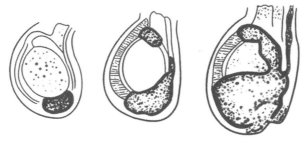

（二）临床表现

附睾结核一般发展缓慢，尤以附睾尾部发病多见，附睾逐渐肿大，无明显疼痛。肿大的附睾可与阴囊粘连形成脓肿，若脓肿继发感染，则出现局部红肿热痛。脓肿破溃，流出液体及干酪样坏死物质后，可以形成窦道。个别患者起病急骤，发生高热、疼痛，阴囊体积迅速增大，类似急性附睾炎。炎症消退后，出现硬结、皮肤粘连和阴囊窦道。附睾结核的主要后遗症是附睾管和近端输精管不全或完全梗阻，可表现为少精或无精，而导致不育。可于附睾尾部触及大小不等硬结，偶有压痛；严重者附睾、睾丸界限不清，输精管增粗，呈串珠状。

（三）诊断依据

1. 病史　男性泌尿生殖系统结核是全身结核病的一部分，多继发于肺结核，少数继发于肠结核或骨关节结核。应注意询问既往是否有结核病史。

2. 临床表现　结核性睾丸附睾炎典型表现为局部不适、坠胀感或阴囊疼痛。

3. 体格检查　附睾肿大、质硬，急性期触痛明显，与睾丸分界不清；慢性期，触痛不明显，但与睾丸分界清晰。35%～40%的患者可触及双侧附睾硬结。

4. 影像学检查　附睾结核超声表现为低回声结节，可单发或多发，外形不规则，边界不清晰，内部回声不均匀。当附睾结核侵犯睾丸，寒性脓肿与窦道形成，以及散在小钙化灶伴声影时，图像具有特征性。

（五）治疗方案

1. 药物治疗　早期附睾结核首选药物治疗，用药过程应遵循早期、联用、适量、全程的原则，WHO 推荐的药物包括异烟肼、利福平、吡嗪酰胺、乙胺丁醇。标准用药方案是联合用药至少 6 个月，其中初始 / 强化阶段四联用药 2 个月，持续 / 巩固阶段二联用药 4 个月，可根据疗效酌情延长 3 个月。

2. 手术治疗　适应证如下。①药物治疗无效；②病变较大伴脓肿形成；③局部干酪样病变严重；④合并睾丸病变者，应同时切除睾丸。

手术方式多采用附睾切除、输精管高位切除、残端结扎术。术前至少使用抗结核药物 2 周，术中尽可能保留正常的睾丸。

结语

我国作为结核病高负担的国家之一，不少人在其认识和治疗上存在误区，有人认为结核病离自己很遥远，有人又谈"核"色变，其实只要早期发现，正规治疗，"核"并没有那么可怕，是完全可以治愈的。

从日常做起，不吸烟，不酗酒，加强体育锻炼，提高免疫力，真正做到心中有底气，不要让疾病找上自己。

梗阻篇

肾结石

什么是肾结石？

肾结石，顾名思义，就是在肾中形成的结石。是泌尿系统的常见病、多发病。多发生于青壮年，男性发病多于女性。

结石可以是草酸钙结石、尿酸结石、胱氨酸结石，最多见的是草酸钙结石。

泌尿系统任何部位均可发生结石，但基本都是肾结石发展而来的。肾结石形成时多位于肾盂或肾盏，可排入输尿管和膀胱，输尿管结石几乎全部来自肾。

人为什么会长石头？

肾结石是什么东西呢？是从肾中长出来的吗？形成的原因是什么呢？总结起来，就是自然环境、饮食结构、先天因素和后天疾病所致的代谢异常等多种原因，单独或共同作用可造成尿液中晶体呈过饱和状态，促进尿液成分结晶和抑制结晶的因素失衡，导致结石的形成。

1. 蛋白质过量　蛋白质中含有草酸的原料——甘氨酸、羟脯氨酸，并且能促进肠道对钙的吸收。如果经常过量食用高蛋白质食物，会使肾和尿中的钙、草酸、尿酸水平普遍升高。如果不能及时通过肾把多余的蛋白质排出体外，就容易形成结石。

2. 草酸积存过多　体内草酸大量积存，是导致肾结石的因素之一。如菠菜、豆类、葡萄、可可、茶叶、橘子、番茄、土豆、竹笋、李子等食物，均含有较高的草酸。

3. 脂肪摄入过多　脂肪会减少肠道中可结合的钙，导致对草酸盐的吸收增多，一旦出现排泄功能故障，如出汗多、喝水少、尿量少，更容易形成肾结石。

4. 糖分摄入增多　尤其是乳糖，能促进钙的吸收，导致草酸钙在体内积存，为结石形成创造条件。

5. 尿液中结晶形成的抑制物减少　正常尿液中含有的某些物质能抑制结晶的形成和生长，如果尿液中这类物质减少，就会形成结石。

6. 过饱和状态的形成　常见于尿量过少。

7. 嘌呤代谢失常　嘌呤进入体内后，通过新陈代谢，最终变成尿酸，尿酸可促进尿液中的草酸盐沉淀而形成结石。

8. 不良生活方式　日常生活的运动量过少。

9. 地区气候影响　在炎热地区，出汗多，尿液易浓缩，形成结石。

10. 饮水的水质不佳　某些地区饮用水属于硬水，晶体和钙含量较高，容易形成结石。

11. 不良饮食习惯　饮水量太少，尿液浓缩，容易形成结石。食用含草酸、钙较高的食物，如动物内脏、菠菜、豆制品、浓茶、酒、咖啡等，食物过于精细等，也容易出现结石。

12. 特殊情况　身体患有某些疾病，导致高血钙或高钙尿症。如甲状旁腺功能亢进、痛风、骨折、瘫痪等疾病可使尿钙增高，容易形成肾结石。各种原因的尿路梗阻和尿路感染，也容易形成结石。

肾结石的形成，有很多原因，最重要的是保持良好的生活习惯。

如何预防结石？

得过泌尿系结石的朋友们都知道，虽然听起来是个小毛病，疼起来可是真要人命。结石疼痛发作时，那些小石头在体内"旋转、跳跃"，阻塞或阻碍尿液从肾流向膀胱。患者常感觉钻心刺骨，痛不欲生。

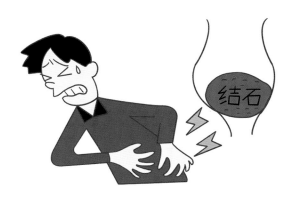

结石的"讨厌"之处不只在于疼痛，还在于它是一种很容易复发的疾病，一定要早日做好相关预防措施，降低患病率。

1. 多饮水　通过增加流经肾脏的尿液量，降低促进结石形成的物质的浓度。建议每日饮水 2000 ～ 3000ml，尽可能使尿量达到 2000ml 以上。

需要注意的是，含糖饮料会增加患肾结石的风险。含糖饮料中含有碳酸盐和磷酸盐，这些都是结石成分。如果喝了含糖饮料又不喝水，那么含糖饮料中的这些成分就会留在体内，越积越多，最终形成结石。因此不建议有泌尿系结石史的患者喝过多的含糖饮料。

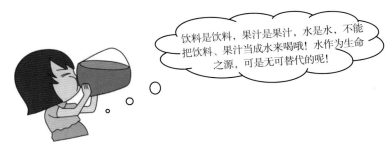

饮料是饮料，果汁是果汁，水是水，不能把饮料、果汁当成水来喝哦！水作为生命之源，可是无可替代的呢！

2. 改变饮食习惯　可根据结石的成分分析进行合理的饮食干预。

（1）合理摄入钙：草酸钙结石的患者宜低钙及低草酸饮食。少食菠菜、豆类、茶叶、可可、葡萄、橘子、番茄、土豆、竹笋、李子等。

（2）控制高嘌呤食物：应避免一次性摄入过多动物内脏、海产品、豆角、花生等食物。

3. 用药安全　抗生素（如甲硝唑、磺胺类）、抗炎药、避孕药等，都会增加结石风险，服用药物之后，要多喝水，帮助代谢产物排出。

4. 适当减重　肥胖会增加患结石的风险，建议控制体重，合理膳食，控制脂肪摄入，如各种动物的肉类，尤其是肥猪肉，其脂肪含量高，应减少它的摄入量。

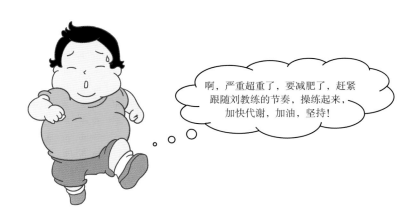

啊，严重超重了，要减肥了，赶紧跟随刘教练的节奏，操练起来，加快代谢，加油，坚持！

肾结石不只是疼痛那么简单。

肾结石形成后，如果其表面光滑且个头较小的话，就可随着尿液排出体外，患者不会出现明显不适症状。此外，如果结石固定在肾盂、下肾盏内，且没有诱发感染的话，患者也可以没有任何感觉。即便是较大的结石，若没有造成梗阻或感染，同样没有症状，或仅有轻度肾区不适及酸胀感。

如果肾结石从肾掉落到输尿管，造成尿路阻塞，就可能会出现腰腹部绞痛、恶心、呕吐、烦躁不安、腹胀、血尿等症状。若结石较大或已经出现了感染，那患者就会合并有其他不同程度的异常表现，特别是出现以下 4 个症状时，可能是肾结石来"报道"的信号。

1. 疼痛

（1）胀痛或钝痛：主要是由于较大的结石在肾盂或肾盏内压迫、摩擦或引起积水。

（2）绞痛：是由于较小的结石在肾盂或输尿管内移动，刺激输尿管引起疼挛。疼痛常突然发作，始于背、腰或肋腹部，沿输尿管向下腹部、大腿内侧、外阴部放射，可伴有排尿困难、恶心呕吐、大汗淋漓等。

2. 血尿　常伴随疼痛。有时患者无疼痛感，只有血尿或血量极微，肉眼看不出来。体检时大多包括尿液检查，用显微镜检查尿液离心后的沉渣，如果看到红细胞数目过多就表示有血尿。

3. 感染表现　部分患者受结石影响还会出现不同程度的感染症状，甚至会有脓尿出现。当合并感染之后还会有畏寒发热、腰酸背痛等多个症状，特别是以高热多见。

患者在服用退热药物后会有短暂退热表现，但随后体温又会升高。急性发作时还可有畏寒、发热、腰痛、尿频、尿急、尿痛等症状。

4. 排尿困难或尿闭　如若只是单侧肾结石的话，可能造成一侧尿路梗阻，从而导致患者排尿困难。双侧肾结石引起两侧尿路梗阻、孤立肾或唯一有功能的肾结石梗阻，除了会有排尿困难外，还可能出现尿闭，也就是无尿液排出，这也是最为危险的表现，若不及时治疗，可能会造成肾损伤，甚至是急性肾衰竭。

结石治疗方法之"对号入座"

肾结石是泌尿系统常见的疾病之一，在我国肾结石的发病率逐渐升高，经常听到周围的人不幸"中招"，那么得了肾结石怎么办？

很多结石患者认为只要坚持药物治疗、多喝水排出结石就万事大吉了。殊不知，结石治疗的方法"大有讲究"，肾结石的治疗方法主要依据结石的大小、位置等进行选择。不同大小、不同部位的结石有不同的治疗方法，只有"对号入座"，结石患者才会取得好的治疗效果。

尿路结石的治疗主要包括以下 3 个方面。

1. 药物排石治疗　适用于小于 6mm 的输尿管结石、肾结石。

口服药物治疗是早期针对肾结石的一种保守治疗方式，因为有一部分肾结石患者会引起肾脏的损伤问题，但是体积较小的情况下通常会选择非手术治疗，因此可以使用中药治疗。

中药治疗可以在保护肾脏、恢复肾功能的同时，缓解肾结石带来的影响，也能够对患者起到一定的利尿效果，帮助患者早期排出结石。

2. 体外冲击波碎石治疗　适用于直径小于 2cm 的肾结石和直径小于 1cm 的输尿管结石。

体外冲击波碎石是治疗泌尿系统结石的常用方式。它是将体外冲击波聚焦于结石，使结石的分子产生激烈震荡，从而击碎体内结石，结石碎末经尿道随尿液排出体外。

这种碎石术对患者副作用小，成本低，治疗时间短，无任何手术创伤。但是冲击波碎石术局限性也大，针对大块的结石或是坚硬的结石治疗效果不佳，如果大结石被击碎，小结石没能顺利经尿液排出，可能会堵塞输尿管。

研究证明，虽然单次体外冲击波碎石不会对肾产生严重的器质性损害，但为了不给肾功能造成一定影响，在 2 次体外冲击波碎石之间必须有一个间歇期，使肾脏损害得到一定的恢复，这个间歇期以 10 ～ 14 日为宜，不能操之过急。

3. 微创手术治疗　复杂性疑难肾结石，如直径大于 2cm 的肾结石、鹿角形结石、多发性肾结石和胱氨酸结石，这些都是体外碎石机不能解决的大结石或特殊结石，也是容易复发的结石。

经皮肾镜取石术（percutaneous nephrolithotomy）是在患者腰部打一个钢笔粗细的"洞"，建立起皮肤至肾脏的通道，肾镜经皮肤穿入肾盂肾盏内，进行体内碎石和取石的一门微创技术。

对于直径大于 1cm 的输尿管结石，可采用输尿管镜技术进行微创治疗。靠近膀胱的结石，可经尿道输尿管镜碎石。

手术只是结石众多治疗手段中的一种。作为一种全身性疾病，如果术后不加干预，结石的复发率极高。

从这一层面上说，结石的预防比治疗更重要。结石术后，医生都会将结石标本给家属，可以做结石成分分析，了解结石成分和可能形成的原因，从根源上预防结石复发。

手术做完了，为啥体内留根管子？

临床上，术前病情告知及手术谈话时，每当讲到双 J 管的时候，总是看到患者一脸的疑惑："手术都做完了，为什么要给我放个管子？"这个管子的作用是什么？什么时候拔除？应该注意什么？

1. 双 J 管的定义　输尿管支架管，又称双 J 管，在泌尿外科中常用来置入输尿管，其在体内一端位于肾内，一端位于膀胱，由于其对输尿管有着支撑和内引流作用，因而具有解除输尿管梗阻，扩张输尿管，防止术后伤口漏尿、输尿管狭窄及结石碎片堵塞，促进输尿管术后恢复等多重作用。

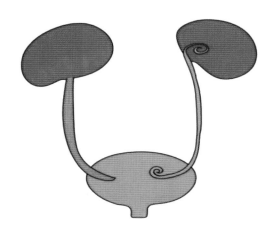

2. 手术后放置双 J 管的原因

（1）便于肾积水的引流，特别是存在长期梗阻继发感染的情况时。

（2）有利于术后输尿管管壁的修复，预防输尿管炎性狭窄。

（3）双 J 管作为肾、输尿管结石体外碎石术的辅助治疗，可防止发生嵌顿性结石及阻挡较大残石坠入输尿管；可使输尿管适度松弛，尿液通过附壁效应沿支架引流至膀胱，保持尿路畅通；拔除支架时可将积聚于管壁上的结石粉末及小颗粒一同带出，促进结石排净。

（4）临床资料显示，双 J 管有较好的支持作用，封闭式引流通畅，可避免肾造瘘或输尿管外支架易发生感染的缺点，可常规放置。

3. 留置双 J 管的注意事项

（1）请勿憋尿：正常人输尿管末端在膀胱开口，具有抗反流的作用，膀胱内尿液无法沿着输尿管返回肾脏。留置双 J 管相当于将肾盂和膀胱通路打开，当膀胱内尿液增多，尿液可能沿着双 J 管返回肾脏，容易造成尿路感染，长期尿液回流压迫肾盂还会影响肾功能。

（2）多饮水：每日饮水 3000ml 以上，不但可以防止感染，还可以避免双 J 管壁有结石形成。

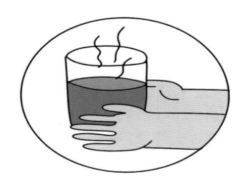

（3）避免腰部剧烈活动：腰部剧烈活动可能造成双 J 管与组织摩擦，导致出血或炎症。不要突然下蹲或站起，因为重力会使双 J 管移位脱出。改变体位时，动作要慢。

（4）置管后常见的不适症状：腰痛、血尿、尿痛等，多数属于正常现象，一般不需要处理，如果出现明显的血尿（大量饮水后仍不能改善）或发热、腰痛难以忍受等，建议及时到医院检查处理。

4. 双 J 管的拔除时间　根据病情及出院时的医嘱，返院拔管，一般双 J 管留置 1 ～ 3 个月。如果留置 3 个月后双 J 管仍不能拔除，医生会建议更换双 J 管，以避免感染或结石附着管路而难以取出。拔管前需常规行腹部正位片检查，评估结石残留的情况及双 J 管的位置。

单纯拔除双 J 管，不需要住院，一般门诊即可拔除，一般在局部麻醉下用膀胱镜进行拔除，需 10 ～ 15 分钟，切记拔管前需要把腹部正位片交给医生看。如有特殊情况管路难以拔除，则需在手术室用输尿管镜拔除。

肥胖与泌尿系结石的关系

近年来流行病学研究发现，在西方国家肥胖及体重超重的人中，泌尿系结石的发病率明显升高。美国资料显示，泌尿系结石患者中肥胖和超重者是其他人群的 1.8 倍。肥胖者往往有高尿酸尿、痛风、高钙尿、尿酸结石，且肥胖的女性比男性更易患泌尿系结石。

肥胖的患者常常合并有高血压。研究发现，高血压患者形成结石的危险比正常人高 4 倍多，这可能与饮食习惯有关，如经常食用红肉，会增加嘌呤的摄入。

泌尿系结石患者的平均 24 小时尿液 pH 随体重增加而降低。在女性中，尿草酸排泄与体重指数呈正相关。在肥胖女性中，草酸的排泄率比正常女性高 39%。在特发性草酸钙结石患者中，主要是增加了内源性草酸的产生及肠道草酸的吸收。在超重女性中，尿草酸增加与摄入巧克力（富含草酸）多有关。肥胖结石患者的尿渗透压高而 pH 低，尿液中尿酸的浓度也高。

肥胖与结石相关，可能的病理生理机制包括由碳水化合物引起的钙尿含量升高、肥胖患者增加嘌呤的摄入、胰岛素抵抗对肾氨代谢和尿 pH 的影响、痛风和高尿酸尿的发病增加、肾电解质转运方面一些未知的其他异常等。

现代化的生活规律、肥胖、饮食习惯促进了结石的形成。限制食物中动物蛋白和盐，对降低男性特发性高钙尿中草酸钙结石复发的危险方面有重要作用。低脂肪或减肥饮食可减少泌尿系结石危险。控制饮食结构及大量饮水是超重及肥胖泌尿系结石患者的第一线治疗。

结石和尿路感染的鉴别

如果喝了很多水后，小便有痛感，或者尿道口疼痛，感觉尿不出来，就要怀疑是否发生了尿路感染或结石。

从症状上来看，结石的主要症状是疼痛，伴尿路感染和血尿。但尿路感染不一样，一般患者不会有疼痛的感觉，但是会有尿频、尿急或尿痛的现象。

尿路感染会由结石引起，因为结石会导致梗阻，梗阻继续引起感染，感染又再次导致梗阻，形成恶性循环。尿路有了梗阻就会淤积形成结石，如果不及时将结石取出，结石会越长越大。如果原本患者就有结石，则会反复引起尿路感染。结石能导致尿路感染，尿路感染又反过来刺激诱发结石的产生。治疗时，可将尿路感染和结石同时治疗，从根本上去除病灶。

不管是结石还是尿路感染，都是临床上比较常见的病症。患者在生活中要随时根据天气变化调整自己的饮食和饮水习惯，天气炎热时要多喝水，以加速新陈代谢，不要等到有了症状，才去治疗和解决。

得了肾结石为什么会呕吐？

疼痛伴呕吐是肾结石的典型症状，也是正常的。肾结石导致呕吐的原因有很多，如结石堵住了输尿管或肾脏，排石不及时影响输尿管功能，导致胃肠出现剧烈反应。碎石手术做完后，出现呕吐是正常反应。

（1）肾结石患者不管有没有接受碎石治疗，当结石堵住了输尿管或肾脏时，患者会出现呕吐。出现这种情况后，医生会给患者肌内注射黄体酮、阿托品等药物进行缓解，切记此时千万不能喝大量的水，可以多跳跃、倒立，及时将肾结石排出体外。

（2）排石不及时，影响输尿管的正常功能，导致胃肠出现剧烈反应。这种情况等结石都排出体外就好了。肾结石患者在接受完碎石治疗后需要静脉滴注消炎药物，需定期复查，服用药物预防结石，肾结石患者呕吐后要多休息，注意保暖，饮食上尽量清淡，不能吃过于辛辣的食物。

（3）肾结石患者在做完碎石手术后还会感到疼痛，主要原因是手术对泌尿系统造成了一些损伤，导致肾或输尿管疼痛。此时通常要检查一下小便里是否有红细胞，并且输液进行解痉镇痛处置，通常的口服药物作用欠佳。碎石手术做完之后也会伴有呕吐、腹胀等消化道症状，等结石逐步排出体外后，呕吐、腹胀等消化道症状则会减轻。

（4）部分患者因为结石的位置或大小，不能通过简单的体外碎石排出体外，此时患者可能需要在全身麻醉下行经皮肾镜碎石术，部分患者对麻醉药不耐受，患者在接受全身麻醉期间会面罩给氧，那么一些气体会进入肠道，从而引起肠胃胀气，出现恶心、呕吐的症状。由于气管或支气管插管也会造成局部黏膜损伤，进而出现恶心、呕吐的症状。如果症状较轻，通过安静休息可自行缓解。如果症状较重，需去枕平卧，头偏向一侧，避免呕吐物误吸，酌情给予甲氧氯普胺、盐酸昂丹司琼（欧贝）等对症治疗。

科普小课堂——肾结石

泌尿系结石的几个常见误区

误区一：补钙会导致泌尿系结石

长期以来，人们认为泌尿系结石患者要限制钙的摄入，因为对泌尿系结石的分析表明，泌尿系结石中80%是钙质。近年来研究证实，这一观点是错误的，而且结论刚好相反。大量的临床调查表明，增加钙的摄入反而可以减少患泌尿系结石的危险性。一项新的研究显示，少吃富含钙质食物的妇女比多吃的妇女更容易患泌尿系结石。研究者分析认为，发生泌尿系结石的原因不是因为钙太多，而是由于人体中钙代谢发生了紊乱，造成不正常的"钙搬家"。此时，骨钙减少，血钙和软组织中的钙增加。软组织中钙过多会造成结石、高血压、动脉硬化和阿尔茨海默病。长期补钙，增加人体钙的吸收，可刺激血钙自身的稳定，最终降低血液和软组织中钙的含量，减少结石的发生。但是，不合理使用药物补钙，会轻度增加患泌尿系结石的风险。

误区二：泌尿系结石患者不能补钙

泌尿系结石大多是草酸钙在尿中沉积形成的。主要原因是草酸摄入过多，在泌尿道排出时与钙结合形成草酸钙，沉积形成泌尿系结石。防治泌尿系结石的关键是减少摄入含草酸多的食物，如菠菜、竹笋、茭白等。钙摄入量多的人群相较于摄入量少的人群，泌尿系结石的发生率要低。一般居民膳食中钙摄入不足，应当增加钙的摄入，钙在消化道内增加，与草酸结合形成草酸钙。减少草酸的吸收，可减少泌尿系结石的发生。根据中国营养学会发布的《中国居民膳食指南》，成年人每日钙的推荐摄入量应在 800mg 以上，从防治泌尿系结石的角度来说，食物补钙更合理。

误区三：没有症状的结石不用治疗

不痛的肾结石相反可能因为没有及时被发现，而引起极为严重的后果。结石作为异物长期存在于肾脏中，不仅会引起感染，摩擦肾黏膜引起血尿，还可能引起泌尿系统梗阻，导致肾积水，甚至使肾功能完全丧失。临床已经证实，如果结石比较大，它会经常摩擦产生刺激，结石的长期慢性刺激还可能导致上皮的损伤，引起癌变。

误区四：体外冲击波碎石比手术更好

体外冲击波碎石的原理是利用体外产生的冲击波聚焦击碎体内的结石，并使之随尿液排出体外，从而达到治疗目的，且不是所有结石都能被体外震碎，体外震波能击碎结石，必然就会对肾脏有损伤，只是程度轻重不同而已。如果重复 2 ～ 3 次仍不见效，应该考虑改用其他治疗方法，如手术。

以下人群不能采用体外冲击波碎石：有尿路梗阻者，因碎石后结石无法排出，且由于碎石后结石容易堆积而加重梗阻，故解除梗阻前不能应用体外冲击波碎石治疗；不能治愈的出血性疾病患者，因碎石过程中不可避免会造成尿路微小损伤，若已有出血性疾病，可能会出现大出血或出血不止；肾功能不全者，冲击波碎石可引起肾内微小出血、血肿及水肿，如肾功能不全，又需多次碎石治疗，则容易加重肾功能损害等。

所以采用什么方式碎石取决于结石的大小、位置和性质等，并不是所有的结石都能用体外冲击波碎石。

误区五：结石都能通过药物溶解排出

很多结石患者发现体内有结石后，因为害怕手术，希望能通过药物来治疗。通常所说的药物排石主要是利用药物的利尿作用，而不是像某些广告上所宣传的可以将结石溶解排出。一般情况下，大于 0.6cm 的结石，需要手术取出，只有小于 0.6cm 的结石可以先考虑非手术治疗。

如果非手术治疗无效，仍需积极手术治疗。还需注意的是，长期吃药会损伤肾功能，如果时间长了，也会耽误病情。

误区六：补充维生素 C 易患肾结石

维生素 C 是酶的辅助因子，与胶原合成、创伤愈合、血管脆性有关；维生素 C 还有抗氧化、促进铁的吸收和提高免疫功能的作用。成人每日的推荐摄入量为 100mg，可耐受的最高摄入量为 1000mg。只要维生素 C 每日摄入量在 1000mg 以内，是不会发生肾结石的。但是，不合理的补充维生素 C，则有害健康。

误区七：结石不痛是好事

肾结石被称为"无法描述的痛"。肾结石之所以痛，多数是结石在泌尿系统内移动造成的。当结石逐渐增大后，基本上不再移动，人也不会觉得痛了。此外，当大的结石长期存在于肾内，导致积水越来越多，肾内压力增加会导致内部感觉神经破坏，就不会觉得疼痛。因此，当结石不再疼痛，反而更可怕。实际上，无论是使用中医方法还是西医方法，暂时止住结石导致的疼痛不是什么难事，治疗结石的关键是将结石从体内消灭。

误区八：喝饮料与喝水一样可防治结石

多喝水是最容易的预防结石的措施之一。多喝水指的是多喝白开水而不是饮料，喝甜饮料反而不好。因为饮料中的糖、磷酸盐、咖啡因等成分都会促进钙排出，尿液里面的钙含量就会增多，更容易形成结石。这也是很多人缺钙同时又患肾结石的原因。各种碳酸饮料都含有大量的磷酸盐和糖，果汁饮料里大多添加了磷酸盐以改善口感，提神饮料和咖啡中含有大量的咖啡因，茶饮料中含有少量的草酸和咖啡因，也常添加磷酸盐。这也就是说市面上大多数商品饮料都不如白开水效果好。

误区九：手术取出结石更易复发

有些人本身就是结石体质，是否复发与通过什么方法将其祛除没有关系。任何类型的尿路结石，治疗后的复发都是一个常见的问题。一般在未预防情况下，5 年内结石复发达 50%，10 年内复发可达 80%，所以结石治疗后的定期复查非常重要，即使没有任何不适，也建议每 3 ～ 6 个月到门诊复查一次。

误区十：药物排石不伤身

有很多人因为害怕手术，发现自己体内有结石，都希望能用药物治疗。有些药物广告吹得天花乱坠，"碎石、化石、排石三位一体"，诱导性广告词总让求治心切的患者跃跃欲试。可患者花很多钱买了种种药物，按指导疗程服用，体内的结石一点都没有变小。药店服务员会说患者对药物可能不太敏感，建议再买一个疗程的药物。试想：要是再不敏感怎么办？还有需要注意的是，长期吃药会损伤肾功能。所以，在选择泌尿系结石治疗方法时，不要盲目听信广告，还是建议就诊当地公立正规的医院，听听医生的意见。

输尿管结石

"石"从何来？

结石有尿酸结石和草酸钙结石，还有胱氨酸结石等。

结石与种族、饮食饮水习惯和气候条件有关，在热带和亚热带地区结石发生率会高一些，饮水量多时，尿量增多，促进结石生长的物质就会变少。在患高钙尿症、高钙血症、高草酸尿症、高尿酸尿症等代谢性疾病的人群中，结石的发生率会增加，因为这些疾病会使尿液中不可溶的物质增加，使不可溶的物质汇聚成石。还有一些人的尿路存在梗阻，比如说肾盂输尿管连接处狭窄，为结石的发生创造了的条件。

反复尿路感染会导致结石发生率增加。还有一些经过肾脏代谢的药物，如磺胺类抗生素或治疗 HIV 感染的药物等，它们在尿液中的溶解度并不高，这种情况也会促进结石的生成。

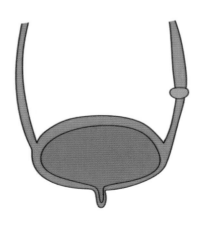

这"石"真的痛

没经历过结石疼痛的人压根想不到结石有多痛。结石体积越小,疼痛越剧烈,可引起剧烈的绞痛。不仅如此,疼痛过后还会出现血尿。

当结石堵住了输尿管,那么上流并发梗阻,感染就要出现了,这时患者就会出现尿频、尿急、尿痛。再不及时处理,就会出现全身感染的症状,如寒战、高热等。

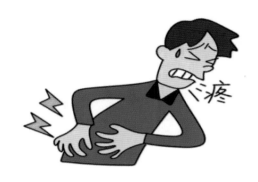

科普小课堂——输尿管结石治疗

1. 药物治疗 结石小于 0.6cm、表面光滑及结石以下尿路无梗阻时可采用药物溶石治疗,以尿酸结石为例,当尿液被碱化,就会随尿流溶解、排出。

2. 体外冲击波碎石(ESWL) 适用于直径 ≤ 2cm 的输尿管上段结石。通过 X 线或超声对结石进行定位,利用高能冲击波聚集后作用于结石,使结石裂解,直至粉碎成细砂,随尿液排出体外。

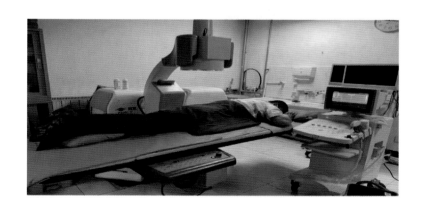

3. 经皮肾镜碎石取石术（PCNL）　适用于体外冲击波难以粉碎及治疗失败的结石，以及部分较大的输尿管上段结石。在超声或 X 线定位下，经腰背部细针穿刺直达肾盏或肾盂，建立并扩张皮肤至肾内的通道，在肾镜下取石或碎石。较小的结石通过肾镜用抓石钳取出，较大的结石将结石粉碎后用水冲出。碎石选用超声、激光或气压弹道等方法。

4. 输尿管镜取石术（URL）　适用于中、下段输尿管结石，泌尿系 X 线片不显影结石，因肥胖、结石硬、停留时间长而 ESWL 困难者，亦用于 ESWL 治疗所致的"石街"。

经尿道插入输尿管镜，在膀胱内找到输尿管口，在安全导丝引导下进入输尿管，找到结石，用套石篮、取石钳将结石取出，若结石较大可采用超声、激光或气压弹道等方法碎石。

5. 腹腔镜输尿管取石（LUL）　适用于输尿管结石＞ 2cm，原来考虑开放手术或经 ESWL、输尿管镜手术治疗失败者。

当从患者身体里取出结石后，请务必去做一个结石成分分析。

膀胱结石

许多患者都有过这样的经历，正在小便时，突然一阵放射痛，尿流就停止了。变换了一下姿势，搓拉疼痛的部位，疼痛好像暂时得到缓解，排尿又畅通了。

排尿突然中断，疼痛放射至远端尿道及阴茎头，伴排尿困难和膀胱刺激征是膀胱结石的典型症状。用手搓拉阴茎，跑跳或改变排尿姿势后，能使疼痛缓解，继续排尿。

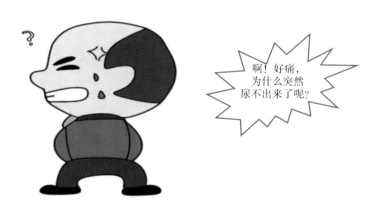

科普小课堂——膀胱结石

为什么会有膀胱结石

1. 代谢因素　如尿液酸碱度异常、高钙血症、高草酸血症、高尿酸血症、胱氨酸血症、低枸橼酸尿症、低镁尿症等各种原因引起的人体代谢异常都会导致膀胱结石。

2. 局部解剖因素　尿路梗阻、尿路感染和尿路中存在异物是诱发结石的主要局部因素。

3. 药物相关因素　一类是在尿液中浓度高而溶解度较低的药物，如氨苯蝶啶等；一类是诱发结石形成的药物，如维生素 D、维生素 C 和皮质激素等。

膀胱结石需要做哪些检查？

1. 超声检查　能发现膀胱及后尿道强光团及声影，还可同时发现膀胱憩室、良性前列腺增生等。

2. X 线检查　能显示绝大多数结石，怀疑有尿路结石可能时，还需做泌尿系 X 线检查及排泄性尿路造影。

3. 膀胱尿道镜检查　能直接看到结石，并可发现膀胱及尿道病变。

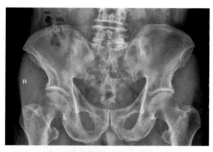

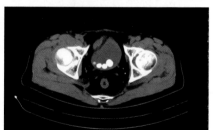

得了膀胱结石应该怎么办？

1. 药物治疗　如尿酸结石，推荐口服枸橼酸氢钾钠等碱性枸橼酸盐或碳酸氢钠使尿液碱化；感染性结石可通过应用敏感抗生素和酸化尿液等方法治疗结石。

2. 体外冲击波碎石（ESWL）　治疗膀胱结石的适应证：儿童膀胱结石；成人原发性膀胱结石≤30mm；存在手术高风险因素。

3. 手术治疗　经尿道膀胱结石碎石术是目前膀胱结石最主要的治疗方法，碎石工具

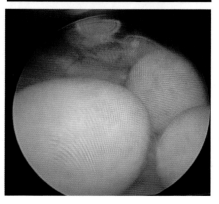

包括钬激光、超声、气压弹道等。若上述手术方法处理困难，可采取耻骨上膀胱切开取石术。

加强预防与积极治疗

1. 带上取出的小石头去结石分析室给结石做一个"身份鉴定"，明确性质，有的放矢，实现精准预防。

2. 膀胱结石常由多种病因引起，如尿路梗阻，应积极治疗原发病，切莫一拖再拖酿成大祸。

3. 保持排尿畅通很关键，日饮八杯水，防结石助消化还能有助你变美，何乐而不为。

泌尿系结石分类

一颗结石静静地"埋"在尿路中，突然哪一日变成疯狂的石头，就会让人痛到怀疑人生。

知己知彼，百战不殆，追根溯源，查清尿路结石成分，才能有效控制结石复发。结石成分分析是明确结石性质的方法，也是制订结石预防措施和选用溶石疗法的重要依据，还有助于缩小结石代谢评估的范围。

结石标本可经手术、体外冲击波碎石和自然排石取得。成分分析包括定性分析和定量分析。通常，定性分析可满足临床需要。结石成分分析首选红外光谱分析，也可用偏振光显微镜进化分析，各种结石都会被毫无保留地看个清楚。

科普小课堂——泌尿系结石分类

泌尿系结石通常由多种盐类混合形成，已知成分有几十余种，主要分为五大类，其中以草酸钙结石最为常见，磷酸钙结石、尿酸结石和磷酸镁铵结石次之，胱氨酸结石最为罕见。

草酸钙结石形成的原因尚不明确，磷酸钙、磷酸镁铵结石与尿路感染和梗阻有关，尿酸结石与尿酸代谢异常有关，胱氨酸结石则为罕见的家族遗传性疾病所致。

五大结石分类

1. 草酸钙结石 是最常见的泌尿系结石。尿液呈酸性，结石的特点为质硬、不易碎、粗糙、不规则，棕褐色，易损伤组织引起血尿，X线特征为结石中有较深的斑纹，边缘不规则。

2. 磷酸钙结石 尿液呈碱性，结石的特点为易碎、粗糙、不规则，灰白色、黄色或棕色，常因尿路感染和梗阻而引起，多与草酸钙和磷酸镁铵混合而成。X线显影清晰，层状纹明显，填充整个肾盂肾盏时，呈鹿角形。

3. 磷酸镁铵结石 属于感染性结石，结石的特点为光滑、多面体或锥体，大多与尿路反复感染和尿路解剖异常有关。X线显影清晰，结石密度不均。

4. 尿酸盐结石 尿液呈酸性，结石的特点为质硬、光滑、颗粒状，黄色或棕红色，通常由尿酸代谢异常引起，多数由单一尿酸组成，X线下显影较淡或不显影。

5. 胱氨酸结石 为罕见的遗传性疾病，结石的特点为质软、光滑、蜡样，淡黄色至黄棕色，其结晶呈六角形，X线下易显影。

泌尿系结石成分及特性

结石 对比项	草酸钙结石	磷酸钙结石	磷酸镁铵结石 （鸟粪石）	尿酸结石	胱氨酸结石
质地	硬	易碎	易碎	硬	韧
占比（%）	86.7	5.0	3.0	5.1	0.2
表面	粗糙	粗糙	粗糙	光滑	光滑
形状	不规则，呈桑葚样	多鹿角样	多鹿角样	颗粒状	蜡样
颜色	棕褐色	灰白色、黄色、棕色	灰白色、黄色、棕色	黄色、红棕色	淡黄色、黄棕色
pH 对溶解度的影响	影响不大	＜ 5.5 时升高	＜ 5.5 时升高	＞ 6.8 时升高	＞ 7.5 时升高
原因	碱性尿多见	感染和梗阻	感染和梗阻	尿酸代谢异常（痛风）	遗传
尿路 X 线片	不透光	多层现象	多层现象	透光	半透光

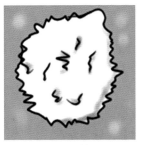 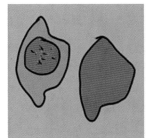

草酸钙结石　　　　　　　　磷酸钙结石

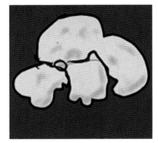 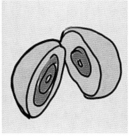 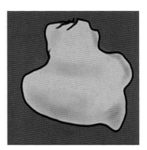

磷酸镁铵结石　　　　　　尿酸结石　　　　　　胱氨酸结石

结石复发率高，建议各位结石患者对结石标本进行成分分析，找出病因，后期有效预防。

前列腺增生

"医生，我前列腺有问题了，该怎么办啊？"

前列腺问题是不少到泌尿外科就诊的中老年患者的共同困扰，但他们症状却各不相同，有的患者是体检时发现了问题，但没有什么不舒服；有的患者是排尿费力，而有的患者以尿频、尿急为主；有的病史比较长的患者出现肾功能不全的症状。下面谈谈这个中老年病——前列腺增生。

科普小课堂——前列腺增生

什么是前列腺？

前列腺是男性所特有的生殖器官附属腺体，正常前列腺大小如栗子，位于盆腔的深部，膀胱的下面，直肠的前面。

前列腺腺体的中间有尿道穿过，扼守着尿道上口。如果前列腺有问题，排尿首先受到影响。

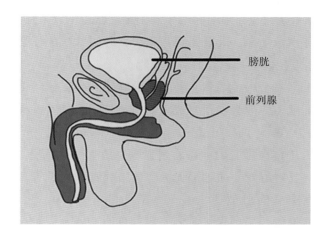

什么是前列腺增生？

良性前列腺增生简称前列腺增生，俗称前列腺肥大，是引起中老年男性排尿障碍中最为常见的一种良性疾病。

前列腺体积的生长和功能的维持很大程度上依赖于雄激素。小儿的前列腺通常很小，到青春期后，前列腺在雄激素的作用下会很快地增长至成人大小，随着年龄的增长，到了老年期，前列腺内的腺体组织会逐渐退化，而结缔组织会在雄激素的作用下继续生长，导致前列腺增生，逐渐压迫尿道使之弯曲、伸长、变窄，尿道阻力增加。

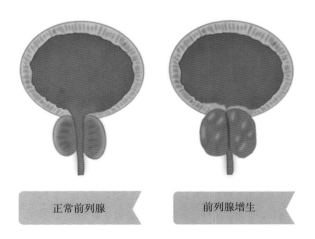

前列腺增生有哪些症状？

前列腺增生的症状多在 50 岁后出现，60 岁左右更加明显，症状取决于引起梗阻的程度、病变发展速度及是否合并感染等因素，以尿频、尿线变细、排尿无力等排尿困难症状最为常见，可时轻时重。主要症状包括以下几类。

1. 尿频　排尿次数增多，尤其是夜尿增多（超过 2 次），是前列腺增生最常见的早期症状，由增生的前列腺充血刺激引起。

随着梗阻加重，残余尿量增多，膀胱有效容量减少，尿频更加明显，可出现急迫性尿失禁等症状（一般来说正常成人每日排尿次数通常在 4～6 次，而夜间排尿次数为 0～1 次）。

2. 排尿困难　进行性排尿困难是前列腺增生最主要的症状，但发展缓慢。典型表现是排尿迟缓、射程短、尿细而无力、终末滴沥，严重者需用力并增加腹压以帮助排尿，常有排尿不尽感。

3. 尿失禁、尿潴留　当梗阻加重到一定程度时，残余尿量逐渐增多，继而发生慢性尿潴留，膀胱过度充盈时，少量尿液从尿道口溢出，称为充溢性尿失禁。

4. 血尿　增生的前列腺组织充血，表面血管丰富，容易破裂引起血尿。

5. 尿路感染　正如不流动的水容易污染发臭，排尿不畅非常容易合并发生急性尿路感染，表现为尿频、尿急、尿痛及发热等症状。

6. 肾积水及肾功能损害　前列腺增生较重、时间较长后，可导致严重肾积水，压迫肾脏实质，引起肾功能不全。

7. 腹股沟疝、内痔或脱垂　长期排尿困难导致腹压升增高，还可引起腹股沟疝、内痔或脱垂等。

前列腺增生的检查项目有哪些？

除了前列腺增生，还有一些疾病也会表现为排尿不适，那么怎么确定是前列腺增生而不是其他疾病呢？当到泌尿外科门诊就诊时，医生会进行一个系统的病史询问，当怀疑患者可能患有前列腺增生时，会安排以下检查。

1. 直肠指检　前列腺位于盆腔的深部，直肠的前面，在体表是触摸不到的，但可以通过直肠触摸它，医生会让患者排尿后弯腰趴下或侧卧，充分暴露肛门，用充分润滑的手指插入肛门触摸前列腺，了解前列腺的大小、形态、质地及有无结节和压痛等，进而判断前列腺是否患有某些疾病。

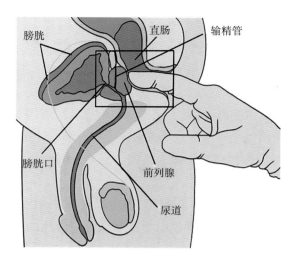

2. B超　采用经腹壁或直肠途径进行，经腹壁超声检查需要憋尿，B超可清晰显示前列腺大小，增生腺体是否突入膀胱。此外，还能了解有无膀胱结石及上尿路继发积水等病变。患者排尿后检查，还可以测定膀胱残余尿量。经直肠超声检查结果更为精确。

3. 尿流率检查　患者需要喝足水并憋尿来做此检查，可检测出尿流的最大速度。

排尿量在150～400ml时，最大尿流率＜15ml/s表示排尿不畅，＜10ml/s表明梗阻较为严重。但是最大尿流率下降不能区分梗阻和逼尿肌收缩力减弱，必要时需进行尿流动力学检查，对膀胱功能进行评估，从而鉴别其他神经源性疾病。

4. 血清前列腺特异性抗原（PSA）测定　正常范围为0～4ng/ml，超出正常值需要警惕前列腺癌。

很多患者谈癌色变，但是PSA升高也不能代表肯定得了前列腺癌，前列腺增生、前列腺炎等疾病也会导致PSA升高，需要医生根据患者情况具体分析。

得了前列腺增生怎么治疗？

前列腺增生是一个缓慢发展的疾病。当患者出现尿频、尿急、夜尿增多和尿不尽等临床症状，尤其是50岁以上患者，应当及时就医，采取干预措施。前列腺增生的治疗方法有很多，选对治疗方法可明显缓解症状，提高生活质量。

目前，前列腺增生的治疗方法包括以下几类。

1. 观察等待　若症状较轻，且未明显影响生活质量，可采用观察等待的方法。但需要密切随访，一旦症状加重，应立即开始治疗。

2. 药物治疗　适用于症状较轻、残余尿量少的患者。目前药物的主要作用是阻断雄激素代谢及阻断 α 肾上腺素能受体。主要药物有以下几类。

（1） α 肾上腺素能受体阻滞剂：如特拉唑嗪及坦索罗辛等，可以松弛和缓解后尿道和膀胱颈尿道的张力，从而使尿液更加容易流动。这类药物起效快，一般用药 3 ～ 5 日，80% 的患者症状会得到明显改善。

对于同时患有高血压的患者，此类药物既可治疗良性前列腺增生，又能降血压，一举两得。若连续使用 1 个月未见症状改善，不推荐继续使用。

此类药物的常见副作用包括头晕、头痛、乏力、困倦、直立性低血压、异常射精等。

（2）5 α - 还原酶抑制剂：如非那雄胺和度他雄胺，适用于前列腺增大伴中、重度下尿路症状的患者。在前列腺内阻止睾酮变为有活性的双氢睾酮，进而使前列腺体积缩小，改善排尿症状。

最大疗效在用药 6 个月后才出现，停药后症状会复发，维持疗效需长期用药。常规应用 α 肾上腺素能受体阻滞剂的同时联合应用 5 α - 还原酶抑制剂，可以缩小前列腺的体积，获得协同作用，提高近期和远期疗效。

（3）其他药物：如 M 受体阻滞剂、植物制剂、中药等。M 受体阻滞剂，可有效地缓解患者膀胱痉挛导致排尿刺激症状；植物制剂，如普适泰等，适用于前列腺增生及相关下尿路症状的治疗。

3. 手术治疗　当药物治疗无效、症状明显影响生活质量、出现反复的尿潴留或泌尿系感染、合并有膀胱结石或上尿路积水时，则建议手术治疗，如今微创外科手术治疗前列腺增生的技术已经非常成熟。

经尿道前列腺电切术是目前最常用的手术方式之一，手术原理并不复杂，如果把前列腺比作一个橘子，那么橘子瓣就是增生的前列腺，它压迫尿道，影响排尿，手术要做的就是把橘子瓣挖掉，保留橘子皮。

术后 5 ～ 7 日拔除导尿管后就可以重新获得排尿畅快的感觉。另外，还有开放手术，包括耻骨上经膀胱前列腺切除术和耻骨后前列腺切除术，仅供巨大前列腺或合并膀胱结石者选用。

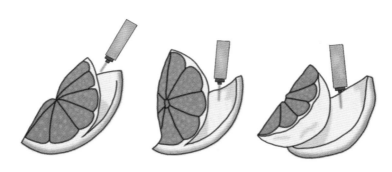

经尿道前列腺电切术后的小疑问

1. 前列腺电切术后注意事项

（1）忌酒，特别是白酒，因为饮用白酒更容易引起出血。忌辛辣刺激性食物，宜多吃水果和蔬菜，多喝水，清淡饮食。

（2）保持大便通畅，避免用力排便。便秘者可口服乳果糖等通便药物，避免用开塞露纳肛或灌肠，以免造成出血。

（3）3个月内避免骑跨动作，如骑自行车、电动车，少坐硬板凳，因为这些动作会压迫前列腺部位，有可能引起创面出血。

（4）忌长时间憋尿，以免造成创面出血。

（5）拔除导尿管后短期内仍有可能出现尿频、尿急等不适，合并感染者尿频、尿急等症状可能更明显。一般随着创面愈合情况会逐渐好转，如果尿常规白细胞计数较高，可选择对症抗感染治疗。

（6）有轻度尿痛或血尿，可多饮水。如不能缓解，需及时复诊。

（7）如有排尿不畅，需复查有无尿道狭窄。

（8）如出现尿失禁的情况，绝大部分属于暂时性的，首先要复查尿常规，排除尿路感染，其次可进行提肛运动。

（9）定期门诊复查，与医生交流症状的变化，反馈有何不适。

2. 术后进行膀胱冲洗的原因　膀胱冲洗是利用导尿管，将溶液灌入膀胱内，再用虹吸原理将灌入的液体引流出来的方法。

经尿道前列腺电切术后，一般会用生理盐水持续冲洗，以防止手术创面渗血形成血凝块，进而导致尿管堵塞，并可同时清除和引流膀胱内的血液、尿液，通畅引流，减轻疼痛和刺激，有利于膀胱功能的恢复和手术创面的修复。

冲洗液温度控制在25～30℃，温度过高会加重出血，温度过低易诱发膀胱痉挛。冲洗速度根据流出液的颜色进行调节，色深则快，色浅则慢，如果出现引流不畅的情况，则需要告知护士或医生来进行处理。

3. 术后为什么要留置膀胱造瘘管　"护士，我和隔壁床老王昨日做了一样的手术，为啥我比他多个管子？"病房35床的老张焦急地拉住了前来为他输液的护士并问道。

原来老张和老王都因为前列腺增生做了经尿道前列腺电切术，不同的是，老张除了术后留置导尿管外，小肚子上还多了个膀胱造瘘管，而老王小肚子上只有块敷料覆盖着。这究竟是为什么呢？

前面讲过，前列腺增生会挤压尿道，排尿阻力增加，使膀胱长时间处于压力非常大的状态，这样就会使膀胱的肌肉，也就是逼尿肌代偿性增厚，使其收缩力增加。如果梗阻长时间得不到解决，逼尿肌萎缩，失去代偿能力，收缩力减弱，导致膀胱不能完全排空，出现残余尿。

随着残余尿量的增加，膀胱壁变得越来越薄，收缩力也越来越差，以至于即使做了手术，解除了尿路梗阻，膀胱仍不能把尿液完全排空，患者的问题未得到完全解决，所以术后留置膀胱造瘘管。

如此一来，术后 5 ～ 7 日拔尿管后，医生会夹闭膀胱造瘘管，每次自主小便后，再把膀胱造瘘管打开，观察残余尿量，也能使膀胱收缩力慢慢恢复，经过一段时间的恢复，残余尿量越来越少，小于 50ml 就可以拔除膀胱造瘘管。至于是否需要留置膀胱造瘘管，医生会根据患者的术前检查情况及术中对膀胱容量的判断来决定。

小贴士

前列腺增生能预防吗？

从目前的研究来看，前列腺增生的发生有 2 个条件：第一是正常功能的睾丸；第二是足够的年龄。符合这 2 个条件，患前列腺增生的概率明显增加，那么只要是正常功能的睾丸和患者到了一定的年龄，就极有可能患前列腺增生，只有症状轻重不同而已。

患者得了前列腺增生之后，可通过以下调护措施来减轻症状。

（1）改善饮食结构，减少高胆固醇类食物的摄入，如少食动物的肝、肾、肠等内脏，对预防前列腺的发生和发展有一定的意义。

（2）避免进食辛辣刺激性食品，戒烟限酒，减少前列腺充血水肿。

（3）注意防寒保暖，避免过度劳累受凉。过度劳累和寒冷刺激也容易引起膀胱和前列腺功能紊乱，导致排尿障碍。

（4）积极防治尿路感染。避免纵欲和不洁性行为，注意饮水，尽量不要憋尿。患了尿路感染后要积极治疗，以免加重病情，造成尿路梗阻。

（5）避免滥用药物。有些药物会诱发或加剧排尿困难，剂量大时可引起急性尿潴留，因此一定要在医生指导下使用。

（6）定期体检。对患有前列腺增生的老年人应每年至少体检 1 ～ 2 次，以便早发现、早治疗，避免病症进一步发展。

尿潴留

着急去厕所，又没有多少尿，使劲也尿不出来，真是尴尬又难受！想尿却又尿不出来是怎么回事呢？难道这就是所谓的尿潴留？

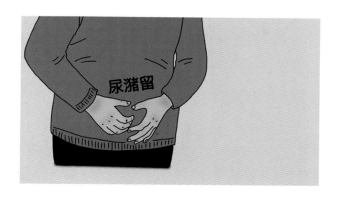

科普小课堂——尿潴留

什么是尿潴留？

尿潴留是指膀胱内充满尿液而不能排出，常是排尿困难发展到一定程度而导致。尿潴留分为急性与慢性两种。

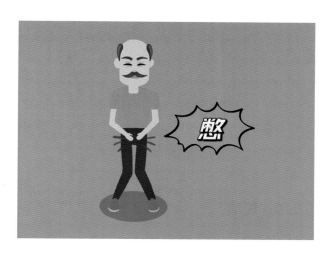

尿潴留有哪些症状？

急性尿潴留发病突然，膀胱内胀满尿液不能排出，患者会出现胀痛难忍、辗转不安等表现。这时需尽快就医、急诊处理。

慢性尿潴留起病缓慢，病程较长，下腹部可触及充满尿意的膀胱，患者可能无明显症状，但每次排尿都不能排空膀胱内的尿液。患者多表现为尿频、尿急、排尿不畅，排尿不尽感。膀胱内的残余尿液过度充盈，达到膀胱容量时，少量尿液从尿道口溢出。

哪些原因会导致尿潴留？

1. 尿道梗阻（泌尿系结石、前列腺增生、尿道狭窄等）

（1）泌尿系结石：结石脱落堵塞尿道，尿液无法排出，从而引起尿潴留。

（2）前列腺增生：前列腺是男性独有的器官，位于膀胱的下面，包裹着尿道，尿道从前列腺中间穿过，当前列腺出现严重增生时，增大的前列腺就会持续性地挤压尿道，出现排尿困难，甚至尿不出来，从而导致尿潴留。

（3）尿道狭窄：分为先天性的、炎症性的及外伤性的，也有因尿道炎、尿道结石等引起的暂时性尿道狭窄。这些因素都可能使患者出现排尿困难，严重者出现尿潴留。

2. 神经问题　是指控制排尿的神经出现问题，大脑无法下达排尿指令，如截瘫、脊髓炎、脑血栓等疾病。

3. 麻醉因素　手术患者接受麻醉，如腰麻、硬膜外麻醉、阻滞神经导致功能受损，继而引起尿潴留。随着麻醉药作用的消失，正常排尿功能即可恢复。

4. 药物治疗　很多药物都可引起尿潴留，如中枢神经抑制药可抑制大脑皮质及脑干的自主排尿控制功能，抗胆碱类药物如阿托品、普鲁本辛可使逼尿肌松弛，α肾上腺素类药物可使尿道括约肌收缩等，包括一些降压药、抗心律失常药物、钙通道阻滞剂、抗组胺药及某些抗抑郁药都有引起尿潴留的报道。

5. 膀胱肌力减弱　随着年龄的增长，膀胱肌力减弱，导致收缩不强烈或收缩时间不够，使得膀胱不能完全排空，从而导致尿潴留。

此外，直肠肿瘤、妇科肿瘤的压迫及女性膀胱颈部梗阻也可引起尿潴留。

尿潴留会引发哪些疾病？

1. 心理问题：排尿困难、尿频、尿不尽等带来的生活不便及精神焦虑严重影响患者的身心健康。

2. 尿路感染：膀胱是人体的储尿器官，当尿液从肾脏产生之后，通过肾盂、输尿管排入膀胱储存起来，一般储存到 400ml 左右，就会产生尿意，然后排尿。所以人体正常的尿液循环会在细菌还没有开始繁殖的时候就将尿液排出。但如果尿液在膀胱中储存的时间太长，就会给细菌足够的繁殖时间，可能引起膀胱炎、肾盂肾炎等。

3. 肾积水、肾功能损害。

日常生活中如何预防尿潴留的发生？

1. 查找原因，治标治本。一旦出现排尿困难、想尿尿不出等尿潴留的征兆，应及时找出原因，从根本上解决问题。由医生根据病因进行针对性的治疗。

2. 规律体育锻炼，保持身心愉快。

3. 忌烟酒及辛辣刺激性食物。

小贴士

一旦发生急性尿潴留，建议尽快到附近医院急诊科或泌尿外科就诊。急诊处置可行导尿术（放置导尿管引流尿液），导尿术是解除急性尿潴留最常用的方法。尿潴留短时间不能解除者，可留置导尿管 1 周左右，首次排尿不能超过 1000ml，以免引起膀胱内出血、低血压休克。

居家留置导尿护理注意事项

1. 妥善固定导尿管，保持通畅，避免打折、弯曲及脱出。

2. 每日观察尿液颜色、性状、量，每日尿量在 2000ml 以上，颜色呈淡黄色。

3. 保持尿道口清洁，可用温水擦洗会阴部。

4. 多饮水，每日至少 2000ml。

5. 尿袋要低于膀胱水平，防止尿液反流引起尿路感染。

肾积水

水从天上来，天上来的水落到地面则是雨，那肾上来的水呢？落到"地面"并不陌生，自然是"尿"，那尿出不来又会造成什么后果呢？接下来，带您走进肾积水。

科普小课堂——肾积水

肾积水的"水"从何而来？

通常人体的泌尿系统由 2 个肾、2 条输尿管、1 个膀胱和 1 条尿道组成。肾是产生尿液的地方，尿液首先汇集到肾盏，然后由肾盏汇集到肾盂，肾盂的尿液通过输尿管进入膀胱，最后排出体外。

尿液在这条通路的任何地方淤堵、梗阻都会引起肾盂扩张、积水。肾积水的"水"就是由此而来。

急性肾积水有哪些症状？

1. 腰部疼痛。

2. 腹部肿块。

3. 高热。

4. 可伴有恶心、尿量减少等症状。

5. 如果是急性梗阻，还可能会出现患侧腰背部剧烈绞痛、血尿等症状。

肾积水会带来什么样的后果？

1. 肾萎缩　是肾积水引起的主要危害。由于尿排出受阻，肾盂扩大，肾内压增加，肾组织血管受压，导致肾缺血性进行性萎缩、破坏，肾功能受损。重者肾变成无功能的大囊袋。

轻度肾积水时，解除梗阻后，肾盂形态可复原；重度肾积水时，萎缩的肾组织难以修复。

2. 尿路感染　俗话说，流水不腐。尿液停滞于肾、输尿管内，有利于细菌生长繁殖，并发肾盂肾炎、输尿管炎、膀胱炎或肾周围炎等。

3. 结石形成　结石阻塞尿道并发肾积水，肾积水又诱发结石形成，两者互为因果，感染的菌群、脓细胞、坏死脱落的组织细胞成为结石形成的核心。特别是感染的尿内盐晶析出堆积成石。

4. 巨大肾积水　因肾实质很薄、肾内张力过大，易引起外伤性破裂或自发性张力性破裂，并发急性腹膜炎，严重威胁生命安全。

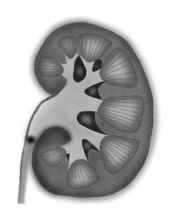

肾积水的"防"与"治"

如何预防肾积水

（1）积极治疗原发疾病，如肾盂输尿管连接部狭窄及肾盂与输尿管的肿瘤、息肉等。

（2）注意个人卫生，养成良好的卫生习惯，勤洗手、洗澡，特别是饭前、便后要洗手。每日用温水清洗会阴部，穿棉质宽松内裤，并勤换洗内裤，不与人共用毛巾、浴巾等私人用品。

肾积水的治疗方式

（1）对于轻度肾积水患者，如果未伴有其他疾病，可暂缓治疗，观察等待，根据病情进展趋势再决定如何进行后续治疗。

（2）肾积水治疗的关键在于控制基础病因，绝大多数患者经积极治疗可成功痊愈。

1）先天性尿路结构异常：及早手术，纠正、修复结构异常部位，尽可能保留肾功能。

2）尿路感染：及时使用抗生素治疗。

3）尿路结石：通过手术或体外冲击波碎石去除结石。

（3）肾积水严重患者应尽快引流尿液，避免对肾脏造成永久性的伤害。

1）经皮肾造瘘术：尽快引流肾盂排出尿液，改善肾功能。

2）留置导尿管：尽快排出膀胱内潴留的尿液。

（4）肾切除术：部分肾积水患者的肾功能破坏十分严重，若对侧肾功能正常，可切除患侧肾脏。

肿瘤篇

转移性前列腺癌

王阿姨最近有件烦心事，几个月前，王阿姨的老伴张大叔说自己胯和腰部的骨骼疼痛，还是隐隐作痛。王阿姨没当回事，心想是不是椎间盘突出，拿出家里的镇痛药让老伴先吃上，就和老伴一块儿去医院做了检查，本以为是小问题，没想到查了一圈下来，检查结果却是转移性前列腺癌。这下王阿姨陷入了绝望，一听是"癌"，细听还是"转移性癌"，仿佛给老伴下了判决书。王阿姨不敢和老伴说，只告诉他得了前列腺增生。走出医院的王阿姨半天都没缓过神来，还是老伴把她带回的家。老张还很纳闷："不就是前列腺增生吗，吃吃药就好了，看你这心理素质。"

第二日，王阿姨自己又来了医院，初步咨询后，挂了泌尿外科李医生的门诊，请他再次查看了老张的检查结果，并告知自己的担忧。李医生道："阿姨，您对您爱人现在所患的这个疾病真的了解吗？"王阿姨回道："我专门查了，说转移性癌很难治，我们是不是没有办法了。"

李医生一听，连忙摇头："您这是未知全貌，便予以置评呀，阿姨。您爱人现在所患的转移性前列腺癌的确是严重影响前列腺癌患者预后的重要疾病，但是在我国 5 年总体生存率能达到 40%～52%，明显高于欧美等国家，对您来说这是一个有希望的数字，所以您一定要坚持下去。"

王阿姨听后道："我老伴这个病很奇怪，之前是因为骨头疼才发现的，跟别人都不一样，是不是很难治的罕见病。"

李医生劝道："恰恰相反，骨痛、PSA 升高或病理性骨折正是转移性前列腺癌患者最常就诊的原因。原发灶或转移灶经病理确诊后，通过 CT、MRI、骨扫描、PET 等影像学检查，以及肿瘤相关血生化指标监测等手段全面评估肿瘤负荷状态，将确诊时部分极限指标及雄激素剥夺治疗（ADT）后 PSA 变化等可作为预测治疗效果的判断因素，国内外一些评估模型也有助于预测整体预后，并辅助治疗决策的选择。"

听到老伴的病有治疗的希望，王阿姨紧锁的眉头有了一丝舒展，"那应该采取什么治疗呢？"王阿姨急切地问道。李医生继续说道："雄激素剥夺治疗是治疗转移性前列腺癌最广泛使用的基础方法。近年来，此领域一系列突破性进展（主要是新型内分泌治疗药物或化疗药物的联合使用）革新了传统雄激素剥夺治疗的治疗观念，也明显改善了转移性前列腺癌的总体治疗效果。并且雄激素剥夺治疗通常需要贯穿患者后续治疗的始终，其中单纯去势（外科或药物去势）是最广为接受的核心治疗方式，随着近年来新型药物的出现，在单纯去势治疗的基础上，这些新型药物的联合使用取得了显著的临床获益，并成为雄激素剥夺治疗的未来趋势。目前针对转移性前列腺癌的治疗方案多样，主要包括：①单纯去势；②去势联合多西他赛治疗；③去势联合新型内分泌药物（阿比特龙或恩扎卢胺）治疗；④去势联合传统非甾体类雄激素药物（氟他胺或比卡鲁胺）治疗；⑤观察等待或延迟治疗。"

王阿姨听后又询问："那我以后怎么知道治疗的效果呢？"

李医生答道："按期随访对于肿瘤患者是非常有必要的。对于转移性前列腺癌患者，随访内容主要包括临床随访、血液学检查（PSA、睾酮、血红蛋白及肝肾功能等）、影像学检查和监测代谢相关并发症等，并且建议在内分泌治疗开始后第 3 个月和第 6 个月进行初步随访评估。"

听到这，王阿姨也终于放下心来，听到老伴所患疾病有这么完善的诊疗方案，又重新燃起了与病魔斗争的意志。

科普小课堂——转移性前列腺癌

1. 前列腺癌好发于老年男性，早期前列腺癌多数无明显临床症状，常因体检或其他非前列腺癌手术后，进行病理检查时发现，如良性前列腺增生手术。随着肿瘤的生长，前列腺癌可以表现出下尿路梗阻症状，如尿频、尿急、尿流缓慢、排尿困难，甚至尿潴留或尿失禁等。

2. 前列腺癌可经血液、淋巴扩散或直接侵及邻近器官（精囊、膀胱等）。最常见的转移部位为淋巴结和骨骼，其他部位包括肺、肝、脑和肾上腺等。前列腺癌出现骨骼转移时，可引起骨痛、脊髓压迫症状及病理性骨折等。

3. ADT 从作用机制上分为以下 4 类。

（1）手术去势：通过双侧睾丸切除术（毁损雄激素分泌器官）达到阻断雄激

素分泌的作用。

（2）药物去势：通过药物抑制促黄体素释放激素分泌，继而抑制睾丸分泌雄激素，常用的药物包括促黄体素释放激素类化物和促黄体素释放激素阻滞剂两类。

（3）抗雄激素类药物（雄激素受体阻滞剂）：分为甾体类雄激素受体阻滞剂（如醋酸环丙孕酮等），以及非甾体类雄激素受体阻滞剂（如氟他胺、比卡鲁胺、恩扎卢胺、阿帕他胺等）。

（4）抑制雄激素合成的药物：包括酮康唑、阿比特龙等。

前列腺癌

80多岁的张大爷最近有点郁闷，几个月前，单位组织老员工体检，张大爷寻思着积极参与，有病就早点治。这不查不要紧，一查还真查出问题了。张大爷抽血检查发现 PSA 高达 42.16ng/ml，连忙去医院进行再次检查，发现相关指标数值还是那么高。另外，通过直肠指检，医生发现 12 点方向有一处明显结节，摸着还很硬，医生连忙给张大爷办住院，张大爷后续又做了一系列检查，确诊为前列腺癌。

医生看张大爷岁数不小了，身体也很羸弱，初步评估，难以耐受手术。于是医生建议他吃药降低雄激素浓度，以延缓肿瘤进展。张大爷也十分配合，按时吃药，每周定期复查，可是，意想不到的情况出现了：虽然血清睾酮的浓度已经达到了去势水平，但是张大爷的 PSA 数值一直居高不下，连着几次，PSA 数值不仅不降低，还每周大幅度升高。

又到了复查的日子，大妈把大爷留在诊室外面，自己来到诊室，小声问："医生，我老头子这是怎么回事？怎么最近PSA数值越来越高了？是不是肿瘤加重了？是不是没几日活头了？"

一连串的问题像连珠炮一样向着医生袭来，医生让大妈别着急，坐下听他慢慢道来："大妈，大爷这种情况不是个例，有很多人像他一样都遇到过这种问题。这种情况术语叫去势抵抗性前列腺癌，它不是一种新的疾病，而是前列腺癌的一种状态，其形成的机制很复杂，所以临床上对其缺乏统一的治疗方法，虽然厉害但是并不可怕，治病和打仗一样，有的是伪军，扔个手雷就吓跑了，有的是正规军，开枪不行咱就用炮。目前有如下方案可供你们选择：化疗、新型内分泌治疗、免疫治疗。每种方案都是通过不同的方法来达到抗肿瘤的效果，副作用也不相同。另外，建议大爷去做一个基因检测，随着科学技术的进步，现在基因检测的费用较以往下降了许多，这也有助于我们在给大爷制订治疗方案时，可以更加精准化、个体化。"听了医生的话，大妈终于打消了顾虑，对治疗又重获信心。根据基因检测结果针对性用药后，张大爷的 PSA 水平终于逐渐降低，恢复至正常水平，生活质量也得到了改善。

科普小课堂——前列腺癌

去势抵抗性前列腺癌（castration-resistant prostate cancer，CRPC）是指前列腺癌患者经过初始持续雄激素剥录治疗（ADT）后，血清睾酮达到去势水平（ < 50ng/dl 或 < 1.7nmol/L），但是疾病依然是进展的前列腺癌阶段，表现为 PSA 水平持续升高或影像学可见的肿瘤学进展。

不是所有使用去势治疗进展的前列腺癌都能诊断为 CRPC，其需要与转移性激素敏感性前列腺癌鉴别，鉴别关键点在于：睾酮是否达到去势水平（ < 50ng/dl 或 < 1.7nmol/L）；去势情况下，疾病是否持续进展。

对于没有转移的患者，可以在 ADT 的基础上联合应用阿帕他胺、恩扎卢胺，积极治疗可以延缓病情进展，保证生活质量。

对于发生转移的患者，虽然临床数据显示，去势治疗对晚期前列腺癌患者生存获益有限，但是几乎所有转移性 CRPC 患者药物治疗的临床试验均建立在去势治疗的基础上，且该治疗不良反应相对温和，因此推荐继续维持去势治疗。

新型内分泌治疗可延长患者的生存期，经试验证明具有比较显著的临床疗效，推荐使用。

另外，若患者身体状况尚可，且其他治疗效果不显著，可尝试化疗，但若发生严重的不良反应，应立即停止化疗，选择其他治疗方案。

此外，随着基因检测技术的不断发展，前列腺癌治疗进入精准化、个体化治疗时代，有条件的患者可以考虑进行基因检测，医生会根据检测结果，评估患者预后，进行疾病进展分层，指导个体化治疗。

肾上腺肿瘤

肾上腺的肿瘤分很多种，并非所有的肾上腺肿瘤都会影响健康，也并非所有的肾上腺肿瘤都需要处理。按其良恶性质可以分为良性的和恶性的；按其功能可以划分为有功能的和无功能的；按其部位可以划分为肾上腺皮质肿瘤和肾上腺髓质肿瘤；按其来源可以划分为肾上腺原发的或是转移来的。

有资料显示，无功能的腺瘤占 62.8% ～ 68.9%，其中大于 3cm 的，即使没有功能也需要手术切除。此外，还有一些有功能的肾上腺肿瘤，如原发性醛固酮瘤占 2% ～ 7.1%，库欣综合征占 2.5% ～ 5.5%，亚临床库欣综合征占 0.97% ～ 1.1%，嗜铬细胞瘤占 10.2% ～ 15.8%，这些肿瘤都会使肾上腺的功能受到影响，不同程度地影响健康，所以这些肿瘤是必须要手术干预的。更有一些肾上腺肿瘤，如肾上腺皮质癌占 1.5% ～ 8.0%，预后特别差，即使手术切除，五年生存率也不过 30%。

所以，一定要定期体检，争取早诊早治。

科普小课堂——肾上腺肿瘤

1. 肾上腺左右各一，位于肾上极内侧，包裹于肾周筋膜及脂肪囊内。肾上腺血供丰富，一般有上、中、下 3 支供应，分别来自膈下动脉、腹主动脉及肾动脉。

2. 无症状、无功能、肿瘤直径小于 3cm 且影像学检查提示良性的肾上腺偶发瘤不需要手术治疗。其他有功能、影像学检查提示可疑恶性、肿瘤直径大于 3cm、孤立的肾上腺转移瘤，或是在随访过程中肿瘤体积突然增大或具有功能的肾上腺肿瘤需行手术治疗。

3. 肾上腺皮质癌是来自肾上腺皮质细胞的恶性上皮性肿瘤，临床少见，年发病率为（1 ～ 2）/100 万，占恶性肿瘤的 0.02%，癌症死因的 0.2%。该病的发病年龄有 2 个高峰，即 < 5 岁和 40 ～ 50 岁，平均发病年龄为 45 岁。

4. 肾上腺皮质癌的临床表现取决于其自身的分期，以及分泌激素的种类和功能状态。50% ～ 79% 的肾上腺皮质癌具有内分泌功能，其中表现为库欣综合征伴男性化混合分泌皮质醇和雄激素的肾上腺皮质癌最常见（35% ～ 40%）。

5. 手术是唯一可能治愈肾上腺皮质癌的手段，但即使手术完整切除，仍有 50% 的概率会复发和转移。

6. 肾上腺皮质癌患者预后极差，30% ～ 85% 的 ACC 诊断时已有远处转移，通常大部分生存时间不足 1 年。对预后有利的因素有年龄较小，出现症状 6 个月内确诊，肿瘤重量小于 100g。预后较差的因素有年龄超过 50 岁，Weiss 评分 >6 分，Ki–67 增殖指数 > 10%，肿瘤未能完全切除，仍有内分泌功能。

原发性醛固酮增多症

老李血压多年来居高不下，联用多种降压药收效甚微，是吃盐太多、过量饮酒还是精神紧张？多种病因均被排除，四处寻医无药可治。

老李 50 多岁了，患高血压 10 来年，平时一直吃降压药，血压控制得很好。可是最近老李却有点抑郁了。前一阵子老李不管怎么测血压，血压都是很高，大概在 165/110mmHg。老李连忙去诊所就诊，医生看他只吃一种降压药，就给他加了几种，让他回去吃一阵子看看。老李回去以后谨遵医嘱，按时吃药，吃了一段时间以后，又用血压计测量血压，发现血压虽然比原来好了点，但还是偏高，想了想可能是吃的时间不够，又坚持吃了一阵子，结果还是这样，老李没办法，又到了诊所。医生看吃这么多药还是控制不好，也是束手无策，只能让他另请高明了。

老李眼看西药不好用，把眼光投向了中药，可是老李喝了几周的汤药不仅没有什么起色，反而开始头痛、浑身乏力，还总是感觉自己口渴，吓得老李赶紧把中药停了。接着吃西药维持，可是这些症状却没有好转，反而越来越严重。

街坊邻居听了老李的事后纷纷来给他支招。老李也是个老实人，人家说啥他信啥，钱花了不说，病也没什么好转，搞得自己心神不宁。

正好儿子过节回来看他，听老爸说了这些事，把他说了一顿："现在谁看病不去医院，正好我回来了，这次跟着我一起去城里，找个好医院好好看看，做个全身检查，好好查查病因根。"

节后，儿子小李把老爸带到城里的大医院看病，医生分析以后考虑这不是简单的高血压，现在主要问题是寻找病因，找到病因后再对症治疗。于是医生开了几项抽血化验，让老李去做做看。

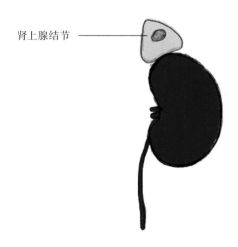

肾上腺结节

这一查果然查出了问题，化验显示血钾低，血浆醛固酮含量极高，且与肾素活性的比值超过 30。立即引起了医生的警觉，赶忙让老李做一个肾上腺平扫 CT，结果显示左侧肾上腺有一结节，直径在 1cm 左右。后经试验确诊为由醛固酮腺瘤引起的原发性醛固酮增多症。

病根找到了，病就好治了，老李终于知道了医院才是正经治病的地方，老老实实听从医生的建议，去泌尿外科办理住院，手术后对症治疗，几日就出院了，出院后定期复查，血压也不再需要多种降压药控制，头痛、乏力等情况也都消失了。

科普小课堂——原发性醛固酮增多症

1. 原发性醛固酮增多症（primary hyperaldosteronism，PHA）：是指肾上腺皮质或异位肿瘤分泌过量的醛固酮激素，引起以高血压、低血钾、低血浆肾素活性（plasma renin activity，PRA）和碱中毒为主要临床表现的综合征，又称 Conn 综合征。

2. 血浆醛固酮/肾素浓度比值（aldosterone/renin ratio，ARR）：目前最常用 ARR 切点为 30，当 ARR ≥ 30 时，提示醛固酮过多分泌为肾上腺自主性。ARR 是高血压患者筛查原发性醛固酮增多症最可靠的指标。

3. 高血压患者中 PHA 占 0.5% ~ 20%，平均为 10%，其是继发性高血压最常见的病因，发病年龄高峰为 30 ~ 50 岁，男女患病率无明显差别。

4. 醛固酮腺瘤（aldosterone–producing adenomas，APA）：是 PHA 的一种亚型，单侧占 90%，其中左侧多见。肿瘤呈圆形、橘黄色，直径一般为 1 ~ 2cm，若 > 5cm，肾上腺醛固酮腺瘤的可能性增加。其他分型包括特发性醛固酮增多症（IHA）、原发性肾上腺皮质增生（UNAH）、分泌醛固酮的肾上腺皮质癌（ACC）、家族性醛固酮增多症（FH）、异位醛固酮肿瘤或异位醛固酮癌等。

5. 由于 PHA 患者存在高血压和低血钾伴碱中毒，可有以下症状：头痛、肌肉无力、抽搐、乏力、暂时性麻痹、肢体容易麻木和针刺感等；以及口渴、多尿，夜尿增多。低血钾时，可能出现不正常的生理反射。

6. 根据患者典型临床表现及 CT 显示肾上腺形态异常，诊断 PHA 一般不困难。但是对于临床症状不典型的患者可选择肾上腺多排螺旋 CT 薄层扫描检查。有高血压和肾上腺腺瘤或结节状增生等变化者应高度怀疑 PHA。另外，反复多次查血钾、血醛固酮及进行相关的特殊检查可以更加明确诊断。若 ARR ≥ 40，对 PHA

的诊断有重要意义。

7. APA 首选将瘤体或与同侧肾上腺切除，可治愈；UNAH 行一侧肾上腺切除或次全切除有一定疗效；分泌醛固酮的肾上腺皮质腺瘤及异位肿瘤，应行肿瘤根治术；IHA 行肾上腺手术一般效果不佳，可选用药物治疗。

8. 药物治疗主要适用于 IHA、不能切除的分泌醛固酮的肾上腺皮质腺瘤、拒绝手术或有手术禁忌证和糖皮质激素可控制的 PHA 等。FH 患者需终身服用地塞米松，不应行手术治疗。

膀胱癌的新型治疗

老李生活在农村，年轻时是个走街串巷的厨师，手艺精湛。十里八乡只要有人结婚，大家第一反应就是请老李去做喜宴。

村里结婚尽管不像大城市那样奢华，但是很接地气。街坊邻居除了想一睹新娘新郎的容颜，就是想吃一口这流水席。老李烧得一手好菜，很得村民信赖，但他也长期吸入了大量油烟。这不年龄大了，腰也站不直了，老李寻思不干了，让徒弟们接班。

退休后的老李十分清闲，看看电视，喝点酒，抽几支烟，一日就过去了。可是好景不长，最近的一次排尿打破了老李退休后宁静的生活。几日前上厕所的时候他发现自己尿液颜色发红，开始老李还没当回事，想着可能是喝水少的问题。但是尿完后，仔细一看，竟有暗红色血凝块。这可把老李吓坏了，赶紧叫来老伴看看。老伴也担心老李身体出岔子，两人商量后，准备去医院检查。

老李夫妇来到医院，泌尿外科医生了解了老李的大体情况，让老李先去影像科做泌尿系增强 CT 检查。拿到结果后，老两口急急忙忙回来给医生查看。

医生告诉老两口儿："片子上显示膀胱里有占位，肿瘤位于膀胱颈口，已经侵犯肌层，并有侵犯前列腺的可能，需要住院做根治性膀胱切除术，切下来的肿瘤组织我们要送到病理科做进一步病理学诊断，病理学诊断才是金标准。"

医生即刻给老李办理住院，完善相关检查后，第二日在全身麻醉状态下，给老李做了根治性膀胱切除术和根治性前列腺切除术，把切下来的肿瘤组织送到病理科做病理学诊断。

术后第一日，医生查看病理结果，显示：高级别乳头状尿路上皮癌，肿瘤大小为 3.3cm×2.3cm，侵及前列腺，髂内淋巴结和闭孔淋巴结可见肿瘤细胞。于是把他老伴叫到办公室，并告知这个肿瘤按分期来讲已经是晚期膀胱癌。

老太太听到这个诊断后恍惚了几下，用颤抖的声音说道："没有救了吗？你们一定要救救他啊！"医生安慰道："您也别太担心，像老李这种情况的患者不在少数。得益于现代医学的不断发展，很多新兴治疗手段都可以尝试。"

"目前针对老李这种疾病的最新治疗方案是免疫治疗。对于局部进展性膀胱癌和转移性膀胱癌患者，免疫治疗表现出良好的抗肿瘤效果，并且具有较好的安全性和持久反应性，老李的病理结果提示有淋巴结转移，所以老李很适合免疫治疗。"

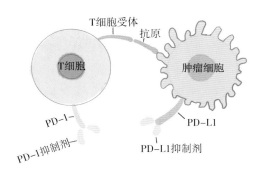

"免疫治疗对于局部进展和转移性膀胱癌患者，展现出强大的抗肿瘤活性，同时它相对于化疗来说副作用更少，能够延缓疾病的进展。简单来说，免疫逃逸的机制为肿瘤细胞表面表达细胞程序性死亡－配体1（PD-L1），伪装成正常细胞与T细胞表面的细胞程序性死亡－受体1（PD-1）结合，就能抑制T细胞的激活，逃脱机体免疫系统的清除，从而实现大量增殖，对机体产生伤害。免疫治疗正是针对这些靶点，研制出PD-1抑制剂和PD-L1抑制剂，阻断肿瘤细胞表面的PD-L1与正常T细胞表面的PD-1结合，通过调动免疫系统清除肿瘤细胞，这种治疗方案是目前最好的选择。"

听了医生的话，老太太稍微放松下来，并听从医生的建议，积极开导老李配合治疗。一段时间后，老李出院了，在老伴的监督和陪伴下戒烟戒酒，并坚持每日服用免疫抑制剂，每3个月复诊一次，评估病情，调整用药。渐渐地，血尿症状消失了，精神头也好了起来。

科普小课堂——膀胱癌

膀胱癌最常见的临床表现：一是间歇性、无痛性全程肉眼血尿；二是尿频、尿急、尿痛等症状。诊断膀胱癌,最常用的影像学检查方法是泌尿系增强 CT。

膀胱癌包括肌层浸润性膀胱癌和非肌层浸润性膀胱癌。

1. **肌层浸润性膀胱癌** 是指肿瘤侵犯到肌层。对于肌层浸润性膀胱癌,治疗方案首选是根治性膀胱切除术联合辅助化疗,但肌层浸润性膀胱癌患者容易复发和转移,所以对于术后复发和转移的患者,需要新的治疗方案。近年来,免疫治疗在局部进展和转移性膀胱癌的患者中展现出强大的抗肿瘤活性。

2. **非肌层浸润性膀胱癌** 是指肿瘤局限于黏膜和黏膜固有层,尚未侵犯到肌层。非肌层浸润性膀胱癌行经尿道膀胱肿物电切术,术后至少 2 周后开始进行膀胱内灌注免疫制剂,以达到预防肿瘤复发和肿瘤进展的目的。目前常用的免疫制剂是卡介苗,卡介苗膀胱灌注的适应证为中高危非肌层浸润性膀胱癌。

对于局部进展性膀胱癌和转移性膀胱癌患者,免疫治疗表现出良好的抗肿瘤效果,并且具有较好的安全性和持久反应性。常用的免疫制剂有派姆单抗、纳武单抗、阿特珠单抗、度伐鲁单抗、阿维单抗、伊匹木单抗、替西木单抗等。派姆单抗和阿特珠单抗为不适合顺铂且 PD-L1 表达阳性患者的一线治疗选择。同时派姆单抗、纳武单抗、阿特珠单抗、度伐鲁单抗、阿维单抗、替雷丽珠单抗可作为以铂类为基础的一线化疗之后的二线治疗药物。

免疫治疗的不良反应包括皮疹、瘙痒、疲乏、恶心、腹泻等,出现轻中度的不良反应时,需要暂停免疫治疗,若症状未缓解,可考虑激素治疗。当患者出现重度不良反应时需要暂停免疫治疗,并立即激素治疗。

前列腺肿瘤术后尿失禁

"李大爷,这个给您。"小虎拿着皮筋递向老李。

老李看着孩子,不由得笑道:"咋了?你大爷爷可不用扎辫子。"

"可是,我听班里的小朋友说用了这个就不会尿裤子了。"小虎天真地说道。

此话一出,众人的笑容都凝固在了脸上,翠花说话的声音都提高了几分:"你这孩子,怎么说话呢?没礼貌!"转头向老李赔起了不是,"小孩子不懂事,您别放在心上。"

老李忙说道:"没事,没事。童言无忌,再说了,他能有这份心,我高兴还来不及呢!"

众人看老李没有生气,也是松了一口气,大家又开始聊起家长里短。看着众人都离开了,老李关上了门,叹了一口气,从墙角的箱子里翻出了一包纸尿裤,熟练地换上了一件，看着手里湿漉漉的纸尿裤，老李心里有说不出的难受。至于为什么老李需要时时刻刻穿纸尿裤，真是说来话长。

老李好多年前就发现自己解小便大不如前，应了那句老话："昔日迎风尿三丈，如今顺风尽湿鞋。"一开始，老李也没放在心上，年纪大的都这样，那同村的老张、老孙比他还早好几年呢。可老李渐渐觉得解小便越来越费劲，这还能挨住，可就是这个起夜，是真受不了，厉害的时候得起夜 5 ～ 6 次。

老李老伴老早就劝他去医院，可老李讳疾忌医，不管咋说，都不愿去医院看，于是就这么一日日熬下来了。

年前，孩子们都回来过年了，老李趁高兴就喝了几杯，结果到晚上就出了问题。明明憋得不行，可老李就是尿不出来，尝试了几次都不行，儿子看到老李痛苦的样子，坚持要带老李去医院看看。

到了医院，医生建议插尿管，并嘱咐老李去抽个血化验一下。等化验结果一出来，医生把老李儿子叫到了一边告诉他："你们得去泌尿外科了，老爷子有个指标医学上叫 PSA 有点高，这个是筛查肿瘤的，这么高不排除是肿瘤，所以我还是建议你领着你父亲去泌尿外科看一看。"

老李儿子慌了神，第二日就领着父亲去了泌尿外科，经过 B 超检查及复查 PSA，医生告诉他，前列腺癌的可能性很大，需要住院做穿刺进行最后的诊断。

在儿子劝说下，老李办理了住院，穿刺手术也很顺利，最后病理结果出来了，果然是前列腺癌，幸运的是肿瘤很局限，包括磁共振及骨扫描也没见任何转移的迹象。老李在家人的劝导下，听从医生的建议，进行了腹腔镜下前列腺根治手术，手术很顺利，术后老李在医院又住了 6 日，便在家人的陪伴下出了院。

转眼一个月过去了，到了拔尿管的日子。老李觉得医院太远了，就在村里的诊所把尿管拔了。尿管拔得也很顺利，老李就像是卸掉了一层枷锁，整个人都轻松了很多。

可拔完尿管的晚上，老李就感觉裤子有点湿漉漉的。等到尿尿的时候，才发现整个内裤都湿了，"我咋会尿裤子呢？"

老李赶忙给儿子打电话，可儿子在电话里说："应该没事，医生说了，手术之后有可能会出现这种情况，但是一般都可以慢慢恢复过来。"

儿子这么一说，老李又犯了嘀咕，决定自己还是先观察看看，能不去医院就不去医院。

到现在 1 个月又过去了，老李这症状还是没见好转，自己的心情也每况愈下，加上小侄孙今晚的话，老李心里更不是滋味，同时暗下决心，明日就去复查，找主刀医生再好好咨询一下。

转眼 2 个月过去，老李一直听从医生的建议，每日坚持进行提肛运动锻炼，并坚持忌食辛辣刺激食物，纸尿裤更换时间也越来越长。

直到今日，老李终于摆脱了纸尿裤，终于不用像个小孩子一样，还需要穿个纸尿裤了，老伴和儿子看到老李的变化，也是真心为他高兴。

"手术不是终点，术后的锻炼一样重要。"老李说。

科普小课堂——前列腺肿瘤术后尿失禁

前列腺癌是泌尿系统疾病中最常见的疾病之一，目前主要治疗手段是微创手术治疗（根治性前列腺切除术）。随着前列腺癌发病率逐年升高，人们对前列腺术后并发症的关注度也日益增强。下面我们对前列腺术后尿失禁进行简要介绍。

一、前列腺术后尿失禁的原因

谈到前列腺术后尿失禁，我们首先要明白一个定义：什么是尿失禁？目前医学对尿失禁的定义是尿液不受自己的想法控制而由尿道溢出。那么什么是前列腺术后尿失禁呢？目前我们更推荐将前列腺术后无须使用尿垫定义为无尿失禁，反之则为尿失禁。

二、术后出现尿失禁的原因

术后出现尿失禁的主要原因包括 3 个方面，分别是尿道括约肌结构或功能异常、膀胱功能异常及尿道狭窄。

1. 尿道括约肌结构或功能异常 通俗来讲，就是做完手术后剩余的尿道太短，虽然膀胱和尿道又重新吻合起来，但是控制排尿的功能却大打折扣。一般认为膀胱尿道吻合口与尿道外括约肌之间的距离要大于 28mm 才能有良好的控尿功能。

2. 膀胱功能异常 ①手术后由于前列腺消失，削弱了盆底组织及尿道外括约肌对膀胱的约束与支持；②术中对膀胱逼尿肌的激惹，术后咖啡因等物质的刺激；③患者术前就存在不稳定的膀胱，主要与术前患者的其他疾病相关。

3. 尿道狭窄 主要是膀胱尿道吻合口的狭窄，通常是患者瘢痕体质导致的。这种原因会导致排尿困难及尿失禁同时存在的特殊表现。

三、前列腺癌术后尿失禁的治疗

非手术治疗是目前的首选治疗方法。而对于前列腺癌术后尿失禁患者，最重要的就是盆底肌功能锻炼。盆底肌锻炼目前尚无统一的训练方法，但一般建议：持续收缩盆底肌（提肛运动）2～6秒，松弛休息2～6秒，如此反复10～15次，每日训练3～8次，持续8周或更长时间；此外患者还需要改变生活方式，包括定时排尿及减少对膀胱刺激性物质（如咖啡因、辛辣食物）的摄入。

而手术治疗适用于非手术治疗6～12个月后仍未缓解的患者，目前最推荐的就是人工尿道括约肌植入术。

全膀胱切除术后尿路感染

急诊室门口，小刘用担架车推着自己的父亲急匆匆地冲了进来，"医生！医生！快救救我爸！求求你们，救救我爸！"

急诊室李医生赶忙冲了过来："护士先给患者测一下生命体征，我先找家属了解一下情况。"据了解，这是一个全膀胱切除术后患者，上午突发寒战、高热，一开始老人以为是感冒，没放在心上，随着身体越来越虚弱，才意识到不对劲。

护士也赶忙汇报生命体征，果然如李医生所料，是感染性休克，"快，申请抗生素，抓紧上监护，补液，迅速抗感染治疗。"

经历了2天的积极治疗，老刘终于脱离了生命危险，小刘向李医生表示了感激之情。李医生也告诉小刘，一定要注意他父亲的身体情况，这种情况以后可能再次出现，一定要警惕和慎重，要在出现苗头时，及时就医，减少身体损耗。

科普小课堂——全膀胱切除术后尿路感染

随着医学影像学技术的进步，膀胱肿瘤被发现的概率也越来越高，而根治性膀胱术后的患者也越来越多，今日我们就详细介绍一下膀胱根治性切除术后常见的并发症之一：尿路感染。

一、好发人群

在行根治性膀胱切除术的肌层浸润性膀胱癌的患者中，以采用回肠通道术及输尿管皮肤造口术的患者最为常见。

二、临床表现

主要表现为全身症状，包括寒战、发热、腰痛、恶心、呕吐、食欲缺乏等。此外该类患者出现肉眼血尿时，一定要警惕，感染可能正在发生。

三、常见致病菌

尿路感染最为常见的致病菌是大肠埃希菌，此外，还有克雷伯菌、肠球菌、变形杆菌及其他微生物。而治疗难度更高的，便是具有多重耐药机制的细菌，最为常见的是产 β 内酰胺酶的大肠埃希菌，该菌对多种常用抗生素具有耐药性，因此一般的抗生素治疗无效。

四、实验室检查

目前临床上的检验指标，主要包括血常规和尿常规，以及降钙素原、C 反应蛋白等感染指标。此外，像上文中的老刘，还需要检测肝肾功能、电解质、血糖等，以结合相应异常指标进行积极对症治疗。

五、治疗

主要的治疗方式为应用抗菌药物治疗。①干扰细菌细胞壁合成的：β 内酰胺类的青霉素、头孢菌素、碳青霉烯类、万古霉素等；②损伤细菌细胞膜：多黏菌素 B、制霉菌素等；③影响细菌蛋白质合成：氨基糖苷类、四环素类、红霉素等；④抑制细菌核酸代谢：氟喹诺酮类、利福霉素类等。

此外，就是积极对症治疗和对患者进行行为指导，如多饮水，注意卫生等。

小贴士

膀胱术后的患者，机体免疫力降低，术后不可控的尿流改道术式会增加细菌侵袭的可能性，可能会出现反复感染。若出现感染的初始症状，一定要及时就医。

畸形篇

肾发育异常

正常情况下，每个人都有 2 个、健健康康的肾，但全世界人这么多，总有一些特殊的人少一个肾或多一个肾。

人体胚胎在发育时期，泌尿系器官重演种系进化过程，肾会经历原肾、中肾和后肾 3 个阶段，肾数目异常及发育不全是偶有发生的发育畸形。

一、双肾不发育

双肾不发育是指胎儿在发育过程双侧肾缺如，大概在 5000 个新生儿当中才会有 1 例。当超声检查看不到肾，或者只能在肾区看到少许组织时，应该怀疑此病。妊娠 18 周后进行检查时，通常会出现胎儿羊水过少，膀胱缺如或膀胱非常小的现象。同时胎儿由于羊水过少，缺乏活动空间，可能会伴随其他畸形，最常见的是肺发育不全和关节过度僵硬。约 40% 的胎儿会发生死产，即使出生时尚存活，也很难坚持几日。

胎儿肾不发育的病因尚不清晰，有些病例是由遗传性疾病导致的，还有一部分肾不发育是综合征的一部分，这是一种胎儿的许多部位同时受到影响的更复杂的遗传性疾病。那么如何预防呢？妊娠期常规的超声检查是初步筛查的方法，如果超声无法确定，则要行磁共振或肾核素扫描等进一步检查。若胎儿确诊了双肾不发育，建议按照专家的意见来决定是否终止妊娠及更好地规划下一次妊娠。

二、单侧肾不发育

单侧肾不发育是指仅有一个健康肾，另外一侧肾不发育，这比双肾不发育的发生率要高一些，约 1500 个新生儿中就会有 1 例。50% 以上的患者伴有同侧输尿管缺如或输尿管闭锁，还有少部分可能会并发生殖器畸形。

该病患者若对侧肾及肾功能正常，而且临床上无任何症状，可能终身不会被发现，场景一中的大明就是单侧肾不发育的一个典型案例。绝大部分病例都是在健康查体的时候才被发现。如果得知自己只有一个肾，也不必过度焦虑，因为一个肾就可以支撑起全身，不过在之后的日子里一定要好好爱护这颗肾，做好保养工作。

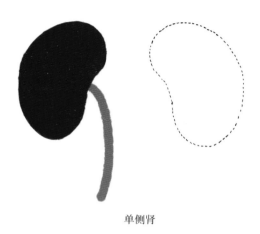

单侧肾

三、附加肾

这个可就非常罕见啦。顾名思义，附加肾就是指除有 2 个正常的肾外，还有 1 个体积稍小，但是功能齐全的额外肾，其具有独立的收集系统、肾被膜、血液供应等，与同侧正常肾完全分开，或者仅由疏松的结缔组织相连。附加肾虽在新生儿期已经存在，但因无临床症状，在儿童期很少被发现。人到中年后，有时候会发现可触及的腹部包块或出现腹痛、发热、尿路感染等症状。场景二中的乔先生就是一个典型附加肾患者。

此外，要注意附加肾跟重复肾不是同一个概念。重复肾是一种更常见的肾畸形，而且重复肾通常跟正常肾融为一体，更容易诱发一些泌尿系统的合并症，如果发现重复肾并且伴有严重的临床表现，要及时就医，并进行手术干预，保护患侧正常肾的肾功能。

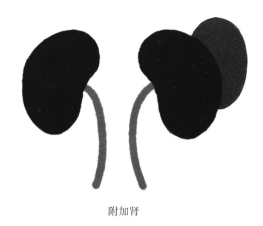

附加肾

四、肾发育不全

肾发育不全是指在肾小球及肾导管发育分化正常的情况下，仅肾单位数目减少，肾外形正常但体积小于正常肾的 50% 以上，有的甚至如蚕豆般大小。肾发育不全可分为单侧或双侧，绝大部分为单侧，单侧肾发育不全患者的对侧肾常出现代偿性肥大。本病可无症状，当出现一些合并症时会有部分临床表现，如合并血管畸形可导致高血压，合并输尿管开口异常可有尿失禁或尿路感染，合并输尿管膨出可有排尿困难及尿路感染。双肾发育不全则影响巨大，会导致慢性肾功能不全、多饮、多尿、烦渴及生长发育迟缓等情况。

科普小课堂——异位肾

异位肾是指发育完好的肾不能达到腹膜后肾窝正常位置的先天性异常。常伴旋转不良及输尿管、血管异常，其输尿管开口于膀胱的位置正常。

一、分类

多数异位肾处于盆腔，称为盆腔异位肾。少数肾交叉到身体的另一侧，称为交叉异位肾。极少数肾穿过横膈进入后纵膈，位于胸腔，称为胸腔异位肾。

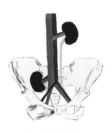
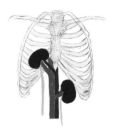
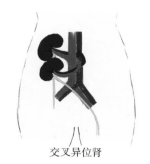

盆腔异位肾　　　　　胸腔异位肾　　　　　交叉异位肾

二、原因

异位肾是一种出生缺陷，在胎儿发育时发生。目前大多数出生缺陷原因尚未清晰，异位肾就是其中之一。研究表明，约每2000人中就有一人出现异位肾。

三、临床表现

异位肾通常不会引起健康问题或并发症，并可能正常工作。大多数人出生时都有2个肾，如果异位肾完全不工作，另一个肾就会承担起所有重任。在少数情况下，必须切除没有功能的异位肾，只要另一个肾工作良好，依靠一个肾生活是没有问题的，这也被称为孤肾。

患有异位肾的人更有可能出现膀胱输尿管反流（VUR）。膀胱输尿管反流是一种尿液从膀胱倒流至1～2个输尿管，有时还会倒流至肾的情况。在一些人中，异位肾会阻碍尿液正常排出体外，导致膀胱输尿管反流。

四、诊断

许多异位肾患者并没有被发现，除非他们因其他原因做检查，或在产前超声检查中被发现。医生可能会利用尿路成像检查和实验室检查来判断你是否有异位肾，并排除其他健康问题。

如果有异位肾，但未引起症状或其他健康问题，通常不需要进一步检查或治疗。

五、治疗

如果异位肾未对身体造成损害，可能不需要进行治疗。但如果出现尿路阻塞、膀胱输尿管反流或存在其他潜在的并发症，医生可能会建议进一步观察或通过手术来纠正异常情况。

融合肾

融合肾，多伴有交叉异位肾，是指一侧肾脏由原位跨过中线移位到对侧，而输尿管开口于膀胱的位置仍位于原侧的肾脏交叉异位畸形。融合肾可分为蹄铁形肾、乙状肾、L形肾和块状肾等。其中蹄铁形肾是最常见的肾融合类型。

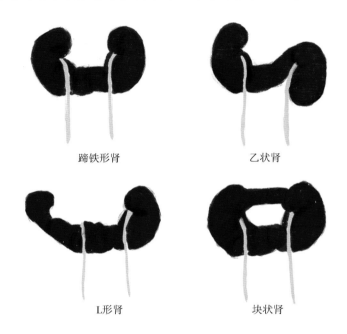

蹄铁形肾　　　　　　　　　　乙状肾

L形肾　　　　　　　　　　块状肾

一、症状

大多数先天患有蹄铁形肾的人不会有症状。事实上，蹄铁形肾多是因其他原因进行影像学检查时偶然发现的。然而，当出现症状时，它们通常与因肾的异常位置和方向而产生的尿流异常有关。其中一些症状如下。

- 排尿时烧灼感，尿频，尿急。
- 由于尿流受阻而导致侧腹或盆腔疼痛。
- 肾结石。
- 尿液反流，尿路感染。
- 肾积水。

二、治疗

若肾功能正常，无临床症状及并发症，无须进一步治疗。然而，应注意融合肾对腹部钝器创伤的敏感性。如果注意到是由于尿流受阻而出现并发症，患者应该由医生进行评估，以确定进一步的治疗方案，并判断手术矫正是否可以解除阻塞，多数患者长期预后良好。

下腔静脉后输尿管

腔静脉后输尿管是一种罕见的先天性畸形，这是一种胚胎发育异常疾病，又称输尿管前腔静脉，大多发生在右侧。顾名思义，右侧上端输尿管经过下腔静脉后面，然后绕过下腔静脉前方下行，也叫环腔静脉输尿管。

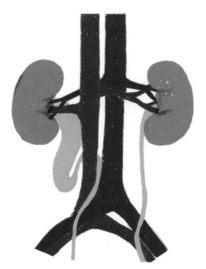

尽管这种病是先天性的，但大多数患者在30～40岁才出现临床症状。由于输尿管受下腔静脉压迫，上段尿路梗阻逐渐加重，导致肾积水，可出现右侧腰痛、尿路感染伴发热、肉眼血尿、尿路结石导致肾绞痛、右上腹包块等症状，严重者可导致右肾功能受损甚至丧失。

影像学检查方面，CT 尿路成像（CTU）是首选检查，不仅可以显示输尿管上段扩张，而且可以在下腔静脉后方见到环绕走行的输尿管及下腔静脉和腹主动脉之间的输尿管影。而相比于 CT 尿路成像，磁共振尿路造影（MRU）能提供更详细的信息，也更安全，是另一种推荐的检查方法。此外，超声、排泄性尿路造影、逆行输尿管肾盂造影、肾图也是可选的检查方法。

而在治疗方面，梗阻和肾积水程度较轻的患者，一般可以观察随访，不急于手术治疗。而出现尿路梗阻、明显肾积水、肾功能受损，以及发生感染或结石等并发症的患者，均需手术治疗。可以选择切除或放置输尿管支架，然后行肾盂输尿管吻合或输尿管 – 输尿管端端吻合。患侧肾无功能而对侧肾功能正常者，可以行肾切除术。

膀胱憩室

膀胱憩室是由于泌尿初期发育不良产生的（先天性的发育异常），有的是由于下尿路梗阻造成的。膀胱憩室内有细菌、尿液、结石及各种成分混合，使得膀胱内异常复杂，治理难度高，压力大；违规膀胱肌纤维比比皆是。

膀胱憩室有的会导致"膀胱颈口"和"尿道"堵塞；有的可能会导致膀胱排污堵塞严重，导致污水反流，甚至会进一步影响上游肾脏导致肾衰竭；血尿、肿瘤、结石等的发生。

科普小课堂——膀胱憩室

膀胱憩室（diverticulum of bladder）是膀胱黏膜经膀胱壁肌层向外膨出的囊袋，分为先天性和继发性（获得性）两类，先天性膀胱憩室壁含有肌纤维，后天性多继发下尿路梗阻。

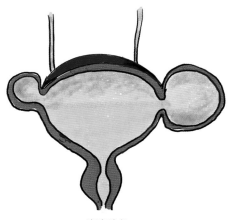

膀胱憩室

一、临床表现

若无并发症，膀胱憩室无特殊症状，如有梗阻、感染，可出现排尿困难、尿频、尿急、尿路感染等症状。有的憩室可大至2000ml，压迫膀胱颈及尿道，导致下尿路梗阻。憩室无收缩力，导致尿液引流不畅，易伴有输尿管膀胱反流，可出现一侧或双侧肾积水，最终导致肾衰竭，但也有先天性巨大憩室未并发尿路梗阻者。由于膀胱憩室壁肌纤维很少，在排尿时，巨大憩室内的尿液不能排出，出现二次排尿的症状。部分患者因憩室内伴有感染、结石而出现血尿，少数患者可因巨大憩室位于膀胱颈后压迫膀胱出口产生尿潴留，压迫直肠而致便秘，压迫子宫而致难产。

二、诊断

结合影像学检查、内腔镜检查可以确诊。膀胱镜下可见憩室口及憩室的大小、部位，同时应注意有无下尿路梗阻、结石、肿瘤、感染及出血等并发症。膀胱造影可显示憩室的大小、部位、造影剂排空时间及有无输尿管反流的情况。

三、治疗

膀胱憩室的治疗主要是解除下尿路梗阻，控制感染。治疗前需明确以下问题：①有无下尿路梗阻；②憩室的大小、部位、单发或多发；③是否为不能排空的潴留型憩室；④有无结石、肿瘤、感染及出血等并发症；⑤有无上尿路梗阻及病变。

治疗膀胱憩室和整治城中村有异曲同工之处。小一点的城中村可以采用旧城区改造，对应较小的非潴留型、无并发症的膀胱憩室，不需要手术治疗，但要解除下尿路梗阻。

对于严重影响城市发展的城中村应当采取整体拆迁再规划，对应较大的潴留型或有并发症的膀胱憩室，目前倾向首先经尿道行憩室颈口切开术，以引流憩室内尿液。如效果不好，再考虑开放或腹腔镜下行憩室切除术，如憩室巨大，输尿管口靠近憩室或在憩室内开口，则需行憩室切除术及防止反流的膀胱输尿管再植术，并注意修复输尿管口膀胱部的肌肉缺损。若隐匿性憩室伴室壁粘连，则行膀胱外憩室切除术，憩室小则不必切除；若憩室内并发肿瘤，应酌情行膀胱部分切除术或全膀胱切除术。

膀胱外翻

科普小课堂——膀胱外翻

　　膀胱外翻是一种罕见的严重先天性泌尿道畸形，包括腹壁、脐、耻骨及生殖器畸形，表现为下腹壁和膀胱前壁缺损，膀胱后壁向前外翻，黏膜外露，输尿管口直接暴露于体表并间断有尿液排出，耻骨联合分离，多数患者还伴有尿道上裂，称膀胱外翻 – 尿道上裂综合征，是胚胎期泄殖腔膜发育异常，阻碍间充质组织的移行和下腹壁的正常发育导致的。正常情况下，妊娠 14 周时通过 B 超可看见膀胱，但是产前检查发现膀胱外翻的情况较少。

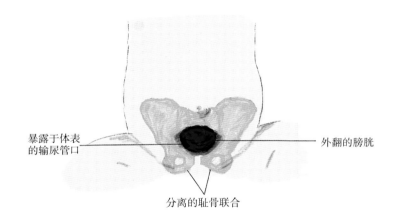

暴露于体表
的输尿管口

外翻的膀胱

分离的耻骨联合

一、临床表现

　　如果产前没有检查出膀胱外翻，出生后膀胱外翻表现为低位脐带下方可见外翻的膀胱板。黏膜可能出现炎症性充血、表面息肉，特别是在分娩后，膀胱暴露几小时后炎症更为明显，长期暴露将进一步刺激息肉增生。

　　男性患者阴茎通常短而粗，龟头大小正常。虽然生殖器通常可分辨出是男性还是女性，但小部分新生儿仍可能被混淆性别。男孩双侧阴囊发育正常有特征性的阴囊皱襞，通常阴囊内可触及睾丸。

二、诊断

正常情况下，妊娠 14 周时通过 B 超可见膀胱，但胎儿尿量产生较少，产前检查发现膀胱外翻的概率较小，产前检出率仅为 15%。典型膀胱外翻的产前超声表现为膀胱不充盈、脐带低位、耻骨联合分离较宽、性别不清、随妊娠期增加变大的下腹壁肿块。膀胱外翻出生后的典型表现为下腹壁缺损、膀胱膨出外翻、耻骨联合分离及尿道上裂，一般出生后就可以明确诊断。

三、治疗

（一）新生儿时期的处理

一般膀胱外翻的新生儿均足月出生，少有其他健康问题，可正常哺乳。

需转移到适当的专科中心，暴露的膀胱用尿布内的贴膜（或保鲜膜）保护起来，避免黏膜与衣物和尿布摩擦。在这个阶段不需要应用抗生素或建立静脉通路，除非有其他并发症，如早产等。

在专科中心，只需进行肾超声检查作为基线评估，并在出生后 48 小时内开始口服抗真菌药物。在正常哺育下，可在出生后 3 ～ 6 个月再行膀胱关闭手术。在耻骨分离较宽或手术年龄超龄的情况下，患儿需进行骨盆截骨。

（二）尿控和生殖器重建手术

一部分女性膀胱外翻病例，Ⅰ 期膀胱关闭手术可完成外阴整形，达到较满意的外观，同时获得尿控功能。

对于绝大部分膀胱外翻病例，需 Ⅱ 期手术来获得尿控功能及生殖道重建，达到外观和功能上可接受的外生殖器修复。

尿道上裂和尿道下裂

老王抱了个大胖儿子，还没来得及开心，就发现儿子的"小牛牛"不太对劲，长得有点弯。后来孩子越大，"小牛牛"越弯，而且尿尿时"小牛牛"就像花洒一样，不知道往哪尿。老王被吓坏了，赶紧抱着孩子去医院。

到医院检查后，医生说，孩子是尿道下裂，是很常见的一种先天性畸形，手术就能治好。听见要手术老王吓坏了，可是不手术也不行，那"小牛牛"跟花洒一样，就那么放着也好不了啊。最后在医生的劝说下，老王同意手术。

手术非常顺利，术后孩子恢复得也很好。

科普小课堂——尿道上裂和尿道下裂

尿道上裂是一种尿道背侧融合缺陷所致的先天性尿道外口畸形。男性患者表现为尿道外口位于阴茎背侧；女性患者表现为尿道上壁瘘口，阴蒂分裂，大阴唇间距较宽。

尿道下裂是一种男性尿道开口位置异常的先天缺陷，尿道口可分布在正常尿道口至会阴部的连线上，多数患者可伴有阴茎向腹侧弯曲。

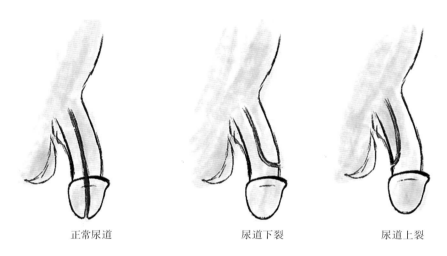

正常尿道　　　　　　　　尿道下裂　　　　　　　　尿道上裂

一、原因

尿道上裂在胚胎早期发生，是由生殖结节原基向泄殖腔膜迁移的过程出现异常所致，具体原因尚不明确，常合并膀胱外翻，单发的尿道上裂是此类畸形中较轻的一类。

在尿道下裂中，阴茎筋膜和皮肤在妊娠8～14周发育过程中未能在阴茎腹侧正常发育，尿道沟融合不全时可形成尿道下裂，同时尿道海绵体也发育不全，在尿道下裂的远端形成索状，可导致阴茎弯曲。多数的尿道下裂病例没有明确的病因，大部分学者认为是多因素导致的尿道下裂。有少数病例可能是单基因突变引起的，而文献中报道的多数病例与产妇高龄、激素水平异常和应用促排卵药、抗癫痫药，低体重儿、产妇先兆子痫及其他环境因素相关。

二、临床表现

1. 尿道上裂

（1）尿道开口位置异常：男性尿道开口可位于从耻骨联合至阴茎顶部之间。女性异常的尿道开口位于阴蒂和阴唇之间，远端尿道缺如。

（2）尿失禁。

（3）外生殖器畸形。

（4）耻骨联合分离。

（5）反流性肾病。

（6）尿路感染。

（7）性功能障碍。

2. 尿道下裂

（1）异位尿道口：尿道口可出现在正常尿道口近端至会阴部尿道的任何部位。

（2）阴茎下弯：即阴茎向腹侧弯曲，无法正常排尿和性生活。导致阴茎下弯的原因有阴茎腹侧发育不全及组织轴向短缩。

（3）包皮的异常分布：阴茎头腹侧包皮因未能在中线融合，故呈 V 形缺损，包皮系带缺如，全部包皮转至阴茎头背侧呈帽状堆积。

三、治疗

尿道上裂和尿道下裂均需行整形手术。尿道上裂的外科治疗目的是重建尿道；控制治疗尿失禁；矫正外生殖器畸形。

任何类型的男性尿道上裂均需手术，主要是矫正阴茎畸形，重建有性功能和较满意外形的阴茎，修复尿道畸形，重建尿道及治疗尿失禁，控制排尿，保护肾功能。

女性尿道上裂常因无尿失禁不要求手术治疗，手术目的在于延长后尿道，重建膀胱颈部，以达到控制排尿的目的，并矫正女性外生殖器畸形。

尿道下裂的手术可一次完成，也可分两期进行。首次手术的最佳时期一般在出生后 6 ～ 18 个月。手术方式包括阴茎弯曲矫正术和尿道成形术，术后效果好，患儿能站立排尿，阴茎下弯得到矫正且外观满意，患者成年后能进行正常性生活。

原发性膀胱输尿管反流

科普小课堂——原发性膀胱输尿管反流

原发性膀胱输尿管反流是一种具有一定遗传倾向的先天性疾病。先天性膀胱输尿管壁段发育不良、先天性膀胱黏膜输尿管缩短或缺失、异位输尿管开口、膀胱三角区发育不良等，都会导致抗反流机制的根本性缺陷。

正常情况下，尿液从肾排出，通过输尿管输送到膀胱。输尿管膀胱连接部具有活瓣样功能，只允许尿液从输尿管流到膀胱。这种存在于体内的抗反流机制确保尿液不会反流。当先天或继发因素影响抗反流机制时，会发生膀胱输尿管反流。

一、症状

膀胱输尿管反流因反流程度轻可无任何症状，当反流严重或有感染时可出现以下症状。

1. 尿路感染　尿频、尿急、尿痛和发热，严重时表现为典型的急性肾盂肾炎。

2. 高血压　是后期常见的并发症，也是儿童恶性高血压最常见的病因。

3. 蛋白尿　提示已发展为肾内反流。

4. 发育障碍　本病常伴有发育障碍，如有慢性尿路感染史伴发育障碍者，应考虑本病。

5. 肾功能不全　由于肾内反流导致肾瘢痕形成，最后发展为肾功能不全。

二、诊断

实时 B 超检查可作为诊断反流的过筛检查，排尿性膀胱尿道造影（VCUG）是确定膀胱输尿管反流诊断和分级的金标准。

凡超声检查发现肾积水和有泌尿系感染发作者均应进行 VCUG。由于小儿对检查的恐惧和不合作，为防止产生假阴性结果，造影时可给予镇静药，适当时要重复进行。一般根据 VCUG 的结果将原发性膀胱输尿管反流分为 5 级。

Ⅰ级：反流仅达输尿管。

Ⅱ级：反流至肾盂肾盏但输尿管无扩张。

Ⅲ级：输尿管轻度扩张和（或）弯曲肾盂轻度扩张和穹隆轻度变钝。

Ⅳ级：输尿管中度扩张和弯曲肾盂肾盏中度扩张，但多数肾盏仍维持乳头形态。

Ⅴ级：输尿管严重扩张和迂曲，肾盂肾盏严重扩张，多数肾盏中乳头形态消失。

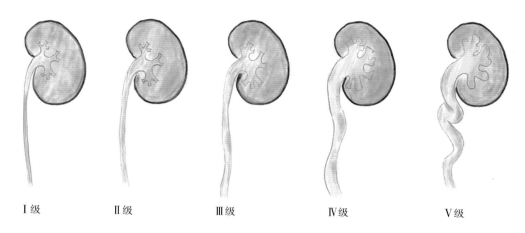

| Ⅰ级 | Ⅱ级 | Ⅲ级 | Ⅳ级 | Ⅴ级 |

原发性膀胱输尿管反流分级

三、治疗方法

由于原发性膀胱输尿管反流多发生在小儿且随生长发育可自然消失，而且无菌尿的反流不引起肾损害。原发性膀胱输尿管反流的治疗原则是控制感染，保护肾功能，防止并发症。

药物治疗应该是首选，即使是严重的反流，如患儿年龄小，肾功能好，无生长发育障碍，也应考虑药物治疗。药物治疗期间患儿应定期随访，每3个月进行一次体格检查，记录身高、体重、血压、实验室检查数据（包括尿常规、血常规、白细胞计数等），每年进行一次肾功能测定。

开放手术主要应用于严重反流、肾瘢痕形成和非手术治疗效果差的患儿。输尿管应植入黏膜下，以延长输尿管长度和重建抗反流机制。成功率达92%～98%。常用的手术方法包括科恩膀胱输尿管吻合术、Politano-Leadbeter（上输尿管再植）术和格伦-安德森（下输尿管再植）术。科恩膀胱输尿管吻合术是最常见和最可靠的方法。

腹腔镜手术可在没有开腹的情况下进行，只需在腹部开几个切口，通常包括通过腹腔膀胱及其他部位重新置入一个气腹输尿管。腹腔镜手术的效果与开腹手术相似，但手术难度大，手术时间长。

四、饮食建议

1. 适当饮水，保持人体正常新陈代谢，促进排泄和健康恢复。

2. 适当吃肉类、蛋类、栗子等食物。

3. 建议饮食清淡，多喝新鲜蔬菜汁，补充维生素，提高机体免疫力。

五、饮食禁忌

1. 少吃过甜或过咸的食物。

2. 尽量避免吃辛辣的食物，如辣椒、大蒜等。

专题篇

肾囊性疾病

大多数肾囊性疾病前期主要是长在肾皮质深层和肾髓质，没有对肾功能造成伤害，身体也不会感觉到不适。

同时，大多数肾囊性疾病未明确暴露具体发病机制，使得无法进行有效预防，避免了机体前期对其"剿杀"，因此大多数肾囊性疾病在体内都以低调的姿态缓慢生长。

肾囊性疾病在体内生长到一定大小后可出现患侧肾区疼痛，囊内出血或继发感染，导致疼痛加剧，部分患者可能出现血尿或蛋白尿。

若肾囊肿增大迅速，要注意出血或癌变的可能。因此，早期诊断及治疗至关重要。

科普小课堂——肾囊性疾病

Bosniak 分级

对于肾囊性疾病的癌变，若早期诊断可明显改善患者预后。国际上众多专家共识对肾囊性疾病提出了 Bosniak 分级，主要分为 4 级。

Bosniak Ⅰ级：通常是薄壁光滑，无回声，后壁回声增强，即为单纯性肾囊肿，基本不会癌变。

Bosniak Ⅱ级：为有薄的分隔和较好的钙化，但在 CT 上无明显强化，大多数是良性，约 11% 通过术后病理检查发现是恶性的。

Bosniak ⅡF 级：介于Ⅱ级和Ⅲ级之间，其可能含有较多薄的分隔或稍有增厚，但分隔光滑，也可能有厚的或结节样钙化，但 CT 无明显强化；约 27% 术后病理为恶性。

　　Bosniak Ⅲ级：表现为厚而不规则的囊壁和（或）囊壁结节化，不规则、增厚和（或）钙化的分隔并可有强化，这些囊肿很大一部分是恶性的。

　　Bosniak Ⅳ级：表现为囊壁增厚，分隔毛糙，出现结节样的增厚，除了分隔和囊壁强化外，囊内有增强的软组织成分，这一类别中大多数囊肿是恶性的。

　　泌尿外科医生可在临床凭此分级通过超声检查及 CT 检查对肾囊性疾病的类型做出初步诊断，并进一步处置。Bosniak Ⅰ级没有恶变潜能，因此无须随访，只有当囊肿出现出血、反复感染或疼痛等症状时，可行经皮穿刺治疗或外科手术。而对于其他 Bosniak 分级，目前均主张行手术治疗。

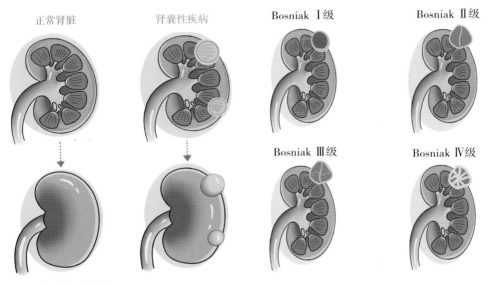

髓质海绵肾

　　髓质海绵肾主要是与遗传和发育相关的先天性异常。病理特征是以肾锥体邻近乳头部的集合管囊状扩张，锥体切面呈多孔状或海绵状。大多数髓质海绵肾属散发病例，无明显家族史。

　　大多数髓质海绵肾患者无症状。常见的临床表现为肾绞痛、尿路感染和肉眼血尿。通常成人因肾结石行 X 线检查时发现，多为双侧受累。KUB 平片、IVP、CT 等影像学检查是诊断髓质海绵肾的主要方法。

　　在治疗方面，髓质海绵肾患者没有特殊临床症状或并发症时无须特殊治疗，可定期随访观察。若合并结石，可对症处理或行手术治疗。

囊性肾瘤

囊性肾瘤是一种罕见的、完全由囊腔及其纤维间隔构成的非遗传性良性肾肿瘤。

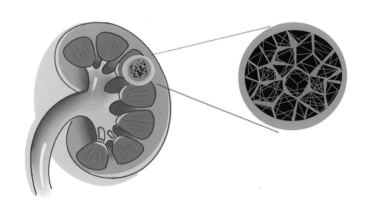

该病多见于 30 岁以上女性，主要发生于绝经期的女性，可能与体内性激素紊乱有关，性激素的代谢异常可引起肾小管间叶细胞表型改变，在与肾小管上皮细胞相互作用下导致该病。

该病临床症状和体征缺乏特异性，当肿瘤体积较小时，可无任何临床症状；肿瘤体积较大时，主要表现为肾区疼痛、尿路感染、腹部肿块或血尿等症状。超声检查及 CT 检查可帮助诊断。

目前囊性肾瘤被认为是良性肿瘤，对于无症状、囊性肿块体积较小的患者，可行非手术治疗，定期观察，对于有症状、肿块体积较大的患者，建议行手术治疗。

肾盂旁囊肿和肾窦囊肿

肾盂旁囊肿是指源于肾实质且毗邻肾盂的单纯性肾囊肿。肾窦囊肿是指肾门内其他组织的囊状改变，如肾窦淋巴管的慢性炎症、梗阻导致的局部淋巴管扩张。

本病多见于 50 岁以上的患者，通常无明显症状，多为影像学检查时偶然发现。有临床症状者多见于男性，表现为腰部胀痛不适、血尿或高血压。

对于肾盂旁和肾窦囊肿较小且无症状者，可定期复查，严密随访。对于囊肿较大者，可行腹腔镜下切除术（切除大部分囊壁）、B 超引导穿刺肾盂旁囊肿 + 硬化剂注入、输尿管软镜下钬激光内切开引流术和经皮输尿管镜激光肾囊肿去顶术。

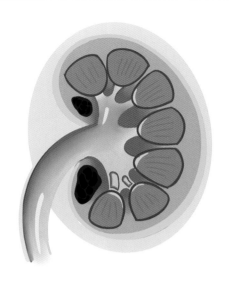

肾盏憩室

肾盏憩室是位于肾内通过峡部与肾盏或肾盂直接相通的憩室。

先天性肾盏憩室源于胚胎发育异常，而后天性肾盏憩室可由肾皮质小脓肿破溃到集合系统，从而形成憩室，膀胱输尿管反流感染的尿液反流形成肾皮质囊肿可致憩室形成。

随着憩室的发展，患者可出现肾区疼痛、血尿、反复泌尿系感染。B超、IVU和CT有助于该病诊断。

治疗方面，肾盏憩室如无症状，无须治疗，但需定期B超随访。当憩室增大同时合并疼痛、感染、肾脓肿形成、结石形成时可行手术治疗。

总结

肾脏囊性疾病以单纯性肾囊肿和多囊肾最常见，不可忽略其易复发和恶变的可能，定期复查及早期诊断对于肾囊性疾病的治疗至关重要。

鞘膜积液

晚上，小张夫妇下了班陪着宝宝玩耍，小张突然发现宝宝两个"蛋蛋"不一样大，其中一个居然跟鸡蛋一样大。小张妻子焦急万分，为什么宝宝的两个"蛋蛋"会不一样大呢？是一个长得太快，一个长得太慢吗？突然变大的"蛋蛋"究竟是怎么回事？

睾丸在新生儿出生时存在于腹腔内，之后逐渐下降至阴囊中，在下降过程中前端有一个腹膜的膨出，称为鞘状突。在正常情况下，精索部的鞘状突一般在出生前或出生后短期即自行闭塞为纤维索，包绕在睾丸和附睾周围的鞘状突形成潜在的小空腔，即睾丸鞘膜腔。腔内有少量浆液，使睾丸有一定的滑动范围，该液体可通过精索内静脉和淋巴系统以恒定的速度吸收。这个变大的"蛋蛋"就是由于鞘膜腔内的液体增多形成的，也就是鞘膜积液。

科普小课堂——鞘膜积液

鞘膜积液可发生于任何年龄，男婴发病率较高，大多数出生时出现的单纯性鞘膜积液会在 2 岁内自行消退，成年男性的发病率约为 1%。

鞘膜积液的病因包括原发性和继发性。原发性病程缓慢，可能与创伤和炎症有关。继发性则是由原发病引起的，如睾丸炎、附睾炎、睾丸扭转、阴囊手术或高热、心力衰竭等全身疾病导致的急性鞘膜积液，以及继发于梅毒、结核、睾丸肿瘤等的慢性鞘膜积液。而婴儿型鞘膜积液与淋巴系统发育较迟缓有关。

一、鞘膜积液分类

（一）睾丸鞘膜积液

睾丸鞘膜积液是最常见的鞘膜积液，鞘状突闭合正常，睾丸鞘膜腔内有大量液体积聚，睾丸位于积液中央，不易触及。

（二）精索鞘膜积液

精索鞘膜积液又称精索囊肿，为精索段的鞘状突未闭合且有积液。囊内积液与腹腔和睾丸鞘膜腔都不相通，多囊时可呈哑铃状。

（三）交通性鞘膜积液

由于鞘状突未闭合，睾丸鞘膜腔与腹腔相通，随着活动，肿块大小发生变化。

（四）混合型鞘膜积液

睾丸鞘膜积液和精索鞘膜积液同时存在，但并不相通。

（五）婴儿型鞘膜积液

鞘状突在内环处闭合，精索和睾丸鞘膜腔内均有积液且相通。

二、临床表现

患者表现为阴囊内或腹股沟区囊性肿块。积液量少时，无自觉症状，多于体检时偶然发现。

积液较多、囊肿增大、张力高时，可引起下坠感、胀痛或轻度牵扯痛。肿大积液可使阴茎内陷，影响排尿及性生活，亦可导致行动不便。交通性鞘膜积液时肿块大小可随体位变动而变化，立位时肿块体积增大，平卧后可缩小或消失。继发性鞘膜积液还会有原发病的表现。

体检时可见阴囊内或腹股沟区卵圆形或梨形肿块，表面光滑、有囊性感。睾丸鞘膜积液时囊肿位于阴囊内，无法触及睾丸及附睾，而精索鞘膜积液则可触及囊肿下方的睾丸及附睾，交通性鞘膜积液挤压时囊肿可变小或消失。

三、检查

1. 透光试验阳性，但积液为脓性、乳糜性，合并出血及囊壁较厚时可为阴性。

2. B超显示鞘膜积液肿块呈液性暗区，有利于进一步明确诊断及与其他疾病的鉴别。

四、治疗

（一）非手术治疗

2岁以下儿童的鞘膜积液多可自行吸收，可暂不治疗。成人无症状的较小的鞘膜积液也不必治疗。针对原发病的治疗成功后，继发性鞘膜积液通常也可自行消退，不需要手术治疗。

（二）手术治疗

可应用鞘膜翻转术、鞘膜切除术、鞘膜折叠术等手术方式切除或修补鞘膜。

五、鞘膜积液和疝气的区别

鞘膜积液是男童常见病，属于先天性的发育问题，但在小孩子时通常不易被发现，到学龄期以后才会发现并进行治疗。

小儿阴囊肿大，最常见的原因有2个：鞘膜积液和小儿疝气，但两者的治疗方法完全不同，家长应如何进行区分呢？只需要采取透光实验就可以很容易把鞘膜积液和小儿疝气区分开来。

具体做法：把一张硬纸卷成一个纸筒，把纸筒的下端罩在肿块上面，再用手电筒紧贴肿块的另一侧进行透照，然后通过纸筒的上端进行观察。如果肿块呈现通红透亮的样子，则为黏膜积液；若不透光，就不是积液，最多见的是疝气，可根据检查结果及时进行治疗。

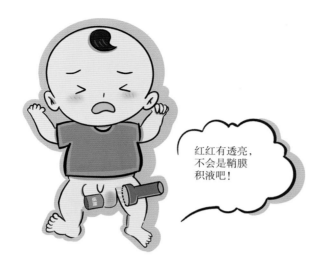

红红有透亮，不会是鞘膜积液吧！

睾丸扭转

一周前，杨大帅在睡梦中突然感觉下体和小腹一阵疼痛，起初以为是受凉闹肚子。出于害羞，他想着忍一忍就好了。不料，疼痛不适感并未减轻，且越发严重。在强烈的疼痛下，杨大帅到医院进行检查，被诊断为睾丸扭转。因睾丸扭转时间过长，已缺血、坏死，必须进行急诊手术，切除睾丸。

听到这个消息，杨大帅怎么也想不通，怎么睡一觉就把蛋蛋扭伤了，杨大帅父母更是接受不了，不过是阴囊疼痛，为什么还要把睾丸切了？

科普小课堂——睾丸扭转

睾丸扭转又称精索扭转，是指一侧或双侧精索（精索包含为睾丸提供血液循环的血管，左右睾丸各通过精索与身体相连，精索是睾丸的命脉）发生扭转，使精索内的血液循环发生障碍，睾丸供血被阻断，从而发生缺血、缺氧，导致睾丸缺血梗死，它是引起青少年睾丸丢失的最常见原因。

睾丸扭转可发生在任何年龄段，最常见的 2 个发病高峰为新生儿期与青少年期，左侧精索一般比右侧长，故睾丸扭转左侧多见。睾丸扭转往往是自发性的，通俗来说，就是由于拽着睾丸的"绳子"太长、睾丸固定得不好、活动度太大等原因，睾丸在阴囊里面转了个身，拽着的"绳子打结"了。

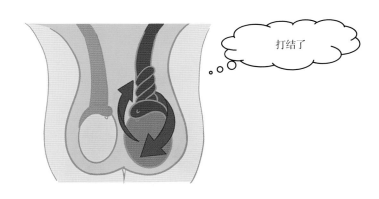

打结了

一、睾丸扭转的自我判断方法

最典型的症状为突发单侧睾丸剧烈疼痛，可在睡梦中痛醒，常伴有恶心、呕吐，疼痛可向腹股沟放射，亦可初发时表现为隐痛，随时间发展为持续性剧痛。约 1/4 的睾丸扭转缓慢疼痛起病，除典型症状外，少数会出现低热症状，但常在疾病后期出现。

睾丸迅速肿大，托举高睾丸不能缓解甚至加重疼痛；提睾反射通常消失，睾丸和附睾的位置异常或确诊分不清楚，出现以上情况，请立即到医院就诊。

二、睾丸扭转的危害

睾丸扭转数小时可发生不可逆性坏死，挽救别错过黄金治疗时间 6 小时。

- 完全缺血 2 小时复位，有满血复活的可能。
- 扭转 6 小时复位，也许可能有一个漏网之鱼（90% 成功率）。
- 6 ～ 12 小时，希望有但不大（20% 成功率）。
- 超过 24 小时，切除可能性大。

另有研究报道，睾丸扭转程度不同，睾丸坏死的时间也不同。

- 扭转 90°，睾丸坏死的时间约为 7 日。
- 持续扭转 180°，3 ～ 4 日发生睾丸坏死。
- 持续扭转 360°，12 ～ 24 小时将出现睾丸坏死。
- 持续扭转 720°，2 小时即会发生睾丸坏死。

睾丸坏死即永久失去其生理功能（产生精子、分泌雄激素）。同时，一侧睾丸坏死可造成另外一侧睾丸损伤甚至损毁。

三、睾丸扭转的幕后"凶手"

- 先天性精索或睾丸系膜过长，或先天性隐睾。
- 长时间剧烈运动引起的睾丸收缩。
- 外阴部受到了直接的猛烈撞击，如踢、踹行为，使提睾肌痉挛或体位突变。
- 睡眠中迷走神经兴奋，提睾肌随着勃起而强烈收缩。
- 天气寒冷，导致提睾肌痉挛。

瘦瘦高高的男生通常会比个子矮小的男生更容易发生睾丸扭转！

四、避免睾丸疼痛的方法

- 睡觉时采取正面平躺的方式，不要俯卧或长时间侧卧，避免睾丸总是挤压在两腿之间。
- 家族中如有男性发生过该病，应提高警惕。避免睾丸损伤，避免做剧烈运动而震荡睾丸。
- 有研究表明睾丸扭转与较低的气温呈正相关，冬季应注意保暖；此时不要过分剧烈运动，避免提睾肌痉挛或体位突变。
- 洗澡时对睾丸进行温水冲洗，增加睾丸的耐受能力。
- 勿长时间骑车、坐在软绵沙发上，减少对睾丸的压迫。另外，久坐，特别是跷二郎腿或坐软沙发也会造成局部高温，应尽量避免。

家长们要从小就告诉孩子重视私处疼痛，绝对不要因为害羞不说，造成不可挽回的后果！

五、睾丸扭转的预后

对于大部分睾丸扭转患者，术后 17%～23% 发生睾丸萎缩，但是性功能一般不会受到影响，50%～68% 患者术后出现精液异常，其原因可能为单侧睾丸产生的精子量不足或受损，或萎缩睾丸产生异常物质影响精子质量。

"蛋疼"非小事，广大男性同胞和青少年家长一定要高度警惕。在剧烈运动后或睡眠时，突然出现阴囊肿胀和剧烈疼痛，千万不要疏忽大意。准确、及时地诊断和处理，可能就保住了他一生的幸福。

睾丸附睾炎

今日急诊值班的是李医生，上午 9 点多，一个小伙子急匆匆地冲进了诊室，用手捂着自己"下面"，面色痛苦，额头上还有细汗。

"怎么了，小伙子？"李医生问。小伙子看了看后面排队的患者，面露难色。

李医生用眼神示意后面的患者把诊室门关上，小伙子这才开口说："我今日早上到单位就感觉下面有点胀痛，感觉左边蛋蛋比右边的大了一些。"

"跟我到这边，把裤子脱下来，我看看。"李医生心想，小伙子看起来 20 多岁，应该是发生了睾丸扭转。

小伙子脱裤子时，李医生问："之前发生过这种情况吗？"

"没有，这是第一次。"小伙子脱下裤子后，李医生看着他的会阴部位，左侧睾丸比右侧看起来更大，且颜色发红。戴上手套，李医生捏了捏左侧睾丸，也比右侧更硬，触碰睾丸时小伙子感到疼痛。李医生考虑有可能是睾丸扭转，赶紧给小伙子开了 B 超检查，同时请了泌尿外科会诊。

小伙子很快做完检查回来了，泌尿外科的医生也到了。看了小伙子的检查结果，李医生和泌尿外科医生都松了一口气，排除了睾丸扭转的可能。

"根据检查结果应该是炎症造成的，待会儿你再去抽个血，留个尿。需要用几日抗生素，待会先给你用点止疼药。到时候症状好转了，要再来门诊复查。"泌尿外科医生说道。

小伙子遇到的疾病名为睾丸附睾炎。

科普小课堂——睾丸附睾炎

一、睾丸附睾炎的定义

想要弄清楚什么是睾丸附睾炎，需要先了解什么是附睾。

附睾是非常重要的生殖器官，它对生育的贡献一点也不逊色于睾丸、输精管等生殖器官，在男性的阴囊里长着 2 个睾丸，除了这 2 个睾丸之外，还长着 2 个附睾，附睾是一对细长扁平的器官，与睾丸一起位于精索下端，与睾丸紧密生长，同时尾部连接着输精管。

附睾不仅是精子的必经之路，还是精子发育、成熟的重要部位。附睾炎会切断精子所需的营养供给，降低精子的活动能力，阻挡精子的通道，会严重影响到精子的质量、活性，进而导致男性不育。

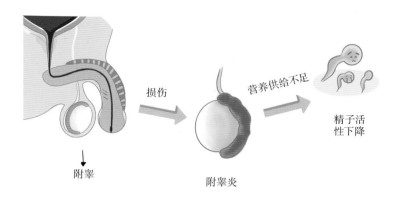

睾丸附睾炎多数是由邻近器官感染，逐渐扩散蔓延所致，一般情况下都是因前列腺炎、尿道炎感染所致，是一种常见的男性生殖系统炎症，在发现异常情况后应及时就医。

二、男性睾丸附睾炎的危害

睾丸附睾炎长时间不治疗会带来很大的危害和麻烦，容易引起频繁遗精、精损肾亏、元气耗损，长期会使男性提前衰老。

肾早衰，继而引发性生活障碍，会有射精疼痛的现象。炎症的出现会影响精子生活环境，使精子活力降低，最为严重的情况就是直接影响生育能力，还会将病菌传染给配偶，造成妇科疾病，给妻子带来巨大伤害。

睾丸附睾炎看似是个炎症，但如果不及时治疗或治疗不规范，就可能会导致脓肿形成、睾丸梗死，造成附睾或睾丸不可逆性损伤。

三、睾丸附睾炎的表现

睾丸附睾炎分为急性和慢性。

急性附睾炎多数为病原体感染，感染方式可分为性传播和非性传播。最开始的症状是阴囊处出现剧烈的疼痛，进展迅速，附睾也会随之增厚且变大，阴囊表面泛红严重，睾丸肿大有触痛。除此之外，有些患者会出现明显的全身症状，如高热、恶心、呕吐、尿路刺激征，甚至连走路都存在问题。

几日后，疼痛感可扩散至患侧腹股沟及下腹部，睾丸和附睾会逐渐变成硬块状，睾丸会失去正常敏感度，甚至睾丸会有萎缩的现象，慢性附睾炎会出现长期或间断性单侧阴囊疼痛，可向腹股沟放射，绝大部分慢性附睾炎都是在急性附睾炎时期未治好而导致的，症状不是特别明显，但更为严重。

四、睾丸附睾炎的自检方法

1. 看一看　可以看见阴囊皮肤红肿，一侧阴囊明显增大。

2. 摸一摸　可以摸到附睾肿大，质韧或质硬，有明显触痛，局部形成脓肿时有波动感。

3. 查一查　尿常规检查可检出较多的白细胞；血常规检查可看到白细胞及中性粒细胞计数明显升高。

五、导致睾丸附睾炎的原因

1. 性生活过于频繁或手淫过度　男性性生活过于频繁会对生殖系统造成影响，如前列腺炎等炎症可引发睾丸附睾炎。

2. 长期憋尿久坐　随着生活节奏越来越快，很多上班族久坐且经常性憋尿。长期如此很容易患上膀胱炎，膀胱逐渐肿大会诱发睾丸附睾炎。

3. 不注重个人卫生　特别是私处卫生，如长时间不换洗内裤导致阴囊潮湿或发痒起红疹等，容易诱发睾丸附睾炎。

六、附睾炎的预防和护理

1. 建议适当卧床休息，并抬高阴囊。抬高阴囊可以让阴囊内附睾与睾丸升高，精索松弛，减少由睾丸及附睾肿胀下坠造成的牵扯痛，也可以改善局部血液和淋巴循环，使水肿减轻，缓解症状。

2. 饮食上避免食用辛辣刺激性食物，以清淡饮食为主，多饮水，戒酒。注意饮食结构的调整，多吃高蛋白低胆固醇食物，也对预防前列腺增生有一定的作用。

3. 在精神方面，要尽量保持愉悦及放松的心情，不要过度疲劳，可以适当地参加一些体育活动。生活要有规律，不熬夜，保持大便通畅，同时也要避免性生活。

4. 积极预防生殖器官感染疾病，防患于未然。

七、睾丸附睾炎的鉴别诊断

1. 睾丸扭转　是所有阴囊疼痛必须要鉴别的疾病，它主要是突发单侧睾丸剧烈疼痛，可在睡梦中痛醒，常伴有恶心、呕吐，疼痛可向腹股沟放射，2 个发病高峰为新生儿期与青少年期。彩超在炎症时显示高血流信号，而睾丸扭转时显示血流信号减少甚至消失。睾丸扭转必须及时准确地诊断，如果不能准确判断，应及时进行手术探查。

2. 睾丸肿瘤　一般睾丸可触及无痛性肿块，但在急性出血时，可出现睾丸附睾突然疼痛。质地坚硬，沉重感明显，正常睾丸形态消失。

附睾炎近年来的发病率越来越高，很多朋友对附睾炎疾病知识不够了解且不重视，还有人认为"那里"有问题，不好意思去医院，做不到早发现、早治疗，拖到后期，问题更严重，损害一个人的健康，甚至是两个人的幸福。

阴茎异常

当那隐秘角落有了"男"言之隐，面对"男"题，如何寻找破解的答案？

小兄弟短小不自信，小兄弟有硬结，影响性生活，甚至小兄弟异常勃起，造成不必要的尴尬，这些"男"题，往往困扰着很多人。其中，阴茎的形态历来都是男性最关注的问题。无论是阴茎短小畸形，还是由心理因素引起的阴茎畸形恐惧，常导致患者自卑、性功能下降，甚至精神障碍。

科普小课堂——隐匿阴茎

隐匿阴茎是指阴茎体发育正常，但由于种种原因，阴茎皮肤不能完整附着于阴茎体，导致阴茎显露不良，进而会出现阴茎短小，呈"鸟嘴形"的特征性临床表现，给患者带来心理和生理上的伤害。

一、诊断标准

目前关于隐匿阴茎的诊断标准尚未达成统一的意见，我国大多数学者支持以下 5 点诊断标准：①阴茎外观短小；②阴茎体发育正常；③向后推挤阴茎根的皮肤可见正常阴茎体显露，松开后阴茎体迅速回缩；④排除其他阴茎畸形，如尿道下裂或上裂、特发性小阴茎等；⑤排除肥胖患者阴茎体部分埋藏于耻骨前脂肪堆中的情况。

根据包皮口夹角将隐匿阴茎分为以下 3 型。隐匿阴茎 I 型（轻度）：包皮口夹角为 30° ～ 45° ；隐匿阴茎 II 型（中度）：包皮口夹角为 46° ～ 90° ；隐匿阴茎 III 型（重度）：包皮口夹角大于 90° 。

二、治疗

需在明确诊断和分型的基础上，充分评估患者病情，针对患者产生隐匿阴茎的病因，制订相应的治疗方案。如因肥胖导致的后天性隐匿阴茎，首选的治疗方案应以锻炼减肥为主，即使需要手术矫形，建议在阴茎生长发育后再择期进行。对于轻中度隐匿阴茎患儿，可以采用绒毛膜促性腺激素（HCG）辅以重组人生长激素（GH）的辅助治疗，必要时可行手术治疗。

目前较为公认的手术指征如下。

（1）包皮外口严重狭窄，经非手术治疗无效。

（2）除小阴茎和肥胖者外，阴茎外观短小，阴茎体发育正常者。

（3）影响患者排尿，排尿时把持阴茎困难，包皮不能上翻影响阴茎头的清洁，导致反复尿路感染。

（4）阴茎体部皮肤严重缺失，阴茎外观严重短小，对患者及其家属造成心理障碍。在隐匿阴茎明确诊断后，对于具有手术指征的患者应尽早做手术，最佳的手术时机在学龄前。

科普小课堂——阴茎异常勃起

阴茎异常勃起是比较少见的疾病，是指阴茎在无性欲状态下持续性勃起超过4～6小时，不能自行疲软的一种异常状态。这种情况需要及时处理，掌握有效的治疗时限，否则将影响患者一生。部分男性血液病患者（如镰刀状红细胞增多症、白血病等）也有可能出现阴茎异常勃起。

一、危害

阴茎勃起时静脉血流受阻。随着勃起时间延长，阴茎勃起组织逐渐出现酸中毒和组织缺氧。若病情继续发展，受影响的血管闭塞并伴纤维化（超过10日），最后常出现永久性阴茎勃起障碍，无法进行正常性生活，从而导致男性不育和性功能障碍，危害极大。

组织病理学研究证实，阴茎组织在缺氧12小时后会出现永久性的损害。目前认为阴茎异常勃起治疗极限时间是12小时，但通常勃起超过4～6小时，就应及时予以治疗。

二、治疗

在上述时限内治疗的益处：治疗容易、效果好，治愈后对阴茎的组织及功能影响小，对患者其他方面的负效应可减少到最低限度。

根据不同情况，采取包括阴茎海绵体内注射 α 受体兴奋药（如去氧肾上腺及新福林等）、局部抽血、冲洗及阴茎背神经阻滞麻醉等，这些治疗方法都应由专科医生实施，不应盲目使用。

科普小课堂——阴茎硬结症

阴茎硬结症又称佩罗尼病（Peyronie's disease， PD），是以第一个发现此病的法国外科医生 Francois Gigot dela Peyronie 的名字来命名的。其病理特征为局限性阴茎白膜纤维化，导致阴茎畸形、肿块和疼痛，伴有阴茎勃起功能障碍（erectile dysfunction， ED）。

有研究显示，30 ～ 39 岁男性患阴茎硬结症的概率为 1.5%，40 ～ 49 岁为 3%，50 ～ 59 岁为 3%，60 ～ 69 岁为 4%，70 岁以上为 6.5%。

一、硬结的产生机制

具体机制尚未明确，可能是遗传易感性、创伤和组织缺血多因素相互作用的结果。其产生是由性交过程中阴茎反复受到轻微且通常未被发现的钝挫伤所致。钝挫伤愈合过程中白膜出血、纤维蛋白和炎症细胞聚积，以及在局部环境中继发于细胞因子和生长因子基质蛋白增多导致斑块形成。

二、临床表现

临床表现包括阴茎勃起疼痛（发病后 12 ～ 24 个月疼痛可消退）、阴茎结节 / 斑块、阴茎凹陷、弯曲、畸形或勃起时短缩，以及性功能障碍。

严重的阴茎弯曲和勃起硬度下降可导致插入式性交困难。因生活质量受到影响及阴茎硬结造成的畸形、疼痛不适，患者可能出现抑郁、自卑和人际交往困难。

三、诊断

如患者有以上典型症状，阴茎硬结、阴茎弯曲和（或）阴茎疼痛，考虑阴茎硬结症。超声检查对白膜中斑块的敏感度最高，可对阴茎钙化组织和软组织（包括阴茎隔纤维化和海绵体内纤维化）进行成像和量化。

如果计划行阴茎重建，可在药物诱导勃起时行彩超，进一步评估血管状态。病程分为急性期（或炎症期）和慢性期。急性期的特征为阴茎弯曲/畸形程度的改变及疼痛，而稳定期的特征为无痛且畸形无进展。

12% 的阴茎硬结症患者未经治疗可自愈，约 40% 患者的病情稳定。40% ～ 48% 的患者在发病 12 个月后阴茎弯曲程度加重，其余患者的阴茎弯曲程度保持稳定。

四、治疗

治疗包括内科治疗及外科治疗。

（一）内科治疗

内科治疗通常包括口服药物治疗、病灶内注射药物治疗等。

1. 口服药物治疗　己酮可可碱是一种非特异性磷酸二酯酶抑制剂。该药可减少转化生长因子 $-\beta_1$ 介导的纤维化，防止 I 型胶原沉积及减轻钙化。其常用于治疗多种炎症性和纤维化疾病。

目前临床常用于治疗阴茎硬结的药物有维生素 E、秋水仙碱、对氨基苯甲酸钾、他莫昔芬、卡尼汀等，因其副作用大，治疗效果不明显，已不推荐使用。

2. 病灶内药物治疗　安全且耐受性良好，部分患者可能出现阴茎瘀斑、肿胀、疼痛或海绵体破裂等副作用。

（1）溶组织梭菌胶原酶（CCH）是美国 FDA 唯一批准用于阴茎硬结病灶内注射治疗的药物。注射常需联合"塑形"，即用力掰直阴茎。"塑形"操作后再采取阴茎牵引治疗 4 ～ 6 周，以增加阴茎长度。

（2）干扰素 α-2b 对轻中度阴茎硬结症有效，可改善阴茎弯曲程度，副作用是部分患者会出现流感样症状。

（3）维拉帕米可改善阴茎弯曲程度、斑块大小和阴茎疼痛。注射安全且耐受性良好，常用于阴茎硬结症的非手术治疗。

（4）不推荐注射皮质类固醇，因为其会导致组织萎缩或固有阴茎组织平面消失，使手术矫正难度增加。

（5）其他治疗方法：包括阴茎牵引、离子透入疗法、体外震波治疗（ESWT）和放疗，以上治疗方法尚处于临床探索阶段。

（二）外科治疗

外科治疗指征：多数情况下，一旦确诊应立即开始内科治疗。如果阴茎畸形导致性功能障碍，超过 12 个月且内科治疗无效，则需要行手术治疗。待病情稳定至少 3 个月之后再进行手术。

未引起阴茎弯曲或仅引起轻微弯曲的斑块无须手术。是否手术取决于患者与伴侣能否做到无痛性交。不影响性交的阴茎弯曲无须手术。

手术治疗应慎重。术前应充分评估，与患者沟通交代可能存在的风险，包括暂时或永久阴茎感觉减退甚至感觉缺失、远期斑块形成、阴茎弯曲复发及术后阴茎勃起功能障碍等。手术方式包括白膜折叠术、移植物植入或阴茎假体置入。阴茎硬结引起的各类阴茎畸形常需要个体化治疗。

包皮过长

每到假期，经常有人咨询：

"包皮是泌尿外科管吗？"

"我感觉我儿子包皮很长，怎么办呀？"

"这个男孩的包皮什么时候割最好呀？"

"我们家娃快 5 岁了，包皮长是不是一定要手术呢？现在手术晚不晚？"

"割包皮会不会有什么副作用啊？风险大不大呀？"

……

科普小课堂——包皮过长

一、包皮过长还是包茎

各位亲爱的爸爸妈妈，育儿讲究的是科学，在给自家宝贝割包皮前，要先了解自家宝贝"小丁丁"的情况。

正常的"小丁丁"——包皮不长也不短，包皮口正好和尿道口齐平。

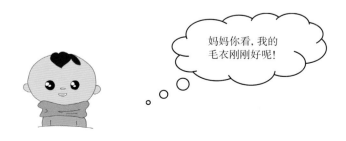

妈妈你看，我的毛衣刚刚好呢！

包皮过长——包皮把尿道口覆盖住，但是口比较大，容易翻开，龟头也能全部露出。

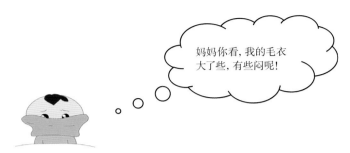

妈妈你看，我的毛衣大了些，有些闷呢！

包茎——阴茎头完全被包皮覆盖住，而且口很紧，不能翻开包皮把龟头露出。

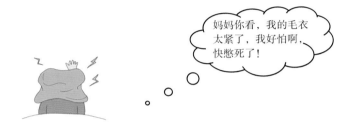

妈妈你看，我的毛衣太紧了，我好怕啊，快憋死了！

二、割还是不割

如果孩子的"小丁丁"属于正常状态，一般不用担心。但如果是包皮过长或包茎，是不是一定要割呢？虽然割包皮技术非常成熟，但也不是想做就能做的。

首先，包皮过长者若能经常清洗，保证下体卫生，可以不手术。如果到了十一二岁，仍然很长且翻不过来，可以咨询医生，并进行处理。如经常出现包皮瘙痒、异味、包皮垢增多、反复感染等情况，需尽早手术。

其次，每个男孩子出生时都是包茎状态，包皮和阴茎头生理性粘连在一起。随着发育，包皮口变大，包皮变长变松，能自然向上收缩，露出里面的阴茎头。

根据我国的统计，有近50%的5～6岁男孩有包茎情况，有些发育较晚的男孩到10岁左右包皮和阴茎头才能彻底分开，在发育过程中的包茎称生理性包茎，是一种正常现象。如果孩子没有不舒服，不必着急做手术，可静等包茎自己长开。

如果包皮垢长期蓄积在包皮内，引起包皮龟头粘连、包皮龟头炎，长期反复感染易患龟头癌。如果强行翻出还没有及时复位，就会发生包皮嵌顿，导致包皮龟头坏死等严重后果。有些严重的包茎，包皮口小如针孔，排尿费力、不畅，尿不尽，久而久之会引起膀胱功能下降，尿液沿输尿管反流，造成逆行感染，甚至肾功能损害。因此，包茎患者建议手术治疗。

三、手术怎么做

针对包皮过长或包茎的手术称为包皮环切术，目前有传统手工缝合法、包皮环套扎法、包皮切割钉合器3种手术方法。

应用最多的就是包皮环套扎法，采用一次性包皮环切缝合器，手术过程只需3～5分钟。恢复快，切口美观平整。

包皮环切术一年四季皆可做，很多家长认为是冬季做较好，因为天冷不容易感染。但实际上冬季衣物较厚，与显露的敏感龟头摩擦后会导致各种不适。并且，现在大多数家庭都会安装空调，在夏季进行手术，在空调房间同样不易感染，而且术后护理较为方便，可以不穿裤子，减少龟头不适感。

四、什么时候做手术

手术要等到啥时候呢？

青春期。也就是说，如果孩子已经进入青春期或马上进入青春期，包皮依然不能向上外翻，完全露出龟头，就要带孩子去医院，让医生定夺是否需要手术。

如果是反复感染，排尿困难，尿线很细，尿尿时包皮鼓包，尿痛的患儿，应及时就医，根据医生的建议尽快手术治疗。

对于年龄比较大的孩子，能听话，能配合，可以选择局部麻醉，在门诊就能进行手术操作，手术后即可回家，减少住院繁杂的手续，也更经济。无法配合局部麻醉的患儿在必须手术的情况下，需要进行全身麻醉。

很多家长担心全身麻醉对患儿的影响，其实全身麻醉对儿童的影响主要来源于手术的类型、手术时长及用药时长。一般认为，对于1岁以内的儿童，在条件允许的情况下，将手术延期至1岁后进行或3岁后进行，相对更加安全。

整个手术及麻醉过程中，围术期的管理最为重要，一般术中不会出现并发症及意外，目前没有证据证明麻醉药品会或不会影响大脑发育。既然需要手术了，那么一定是权衡利弊后的方案，家长可放心遵医嘱进行。

五、术后注意事项

术后孩子尽量穿宽松的裤子，减少过多活动。一般认为，术后2～3日待水肿消退，即可上学。如果是穿纸尿裤的宝宝，一定要勤换纸尿裤，保持手术部位清洁和干燥。

如果龟头、切口处有大量分泌物，等切口愈合后擦净即可，不用担心是否感染。

术后饮食要清淡，生冷、油腻、辛辣刺激性食物要避免。

若正常晨勃无法避免，需及时转移注意力，减少切口张力。

遵医嘱定期换药，恢复好的话术后 1 周即可淋浴。若在术后出现任何不适，切忌自行处理，及时到医院就诊方为上策。

远程手术篇

机器人远程手术

在电影《钢铁侠》中，主角托尼·斯塔克的钢铁机甲在即将坠落的客机上营救了众人，而自己却身在千里之外操控机甲，这样酷炫的科幻电影桥段让人大呼过瘾，而操纵机甲的远程技术也让人憧憬不已。

如今这样的场景已出现在现实中。

2020 年 9 月 24 日，青岛大学附属医院副院长牛海涛教授带领手术团队成功开展了 5G+ 国产原研"妙手"手术机器人辅助泌尿外科手术，为身处贵州省安顺市西秀区人民医院的膀胱癌患者实施了膀胱根治性切除手术。

与电影中的情节类似，牛海涛教授远程操纵他的"机甲"（"妙手"手术机器人）拯救了千里之外的患者。

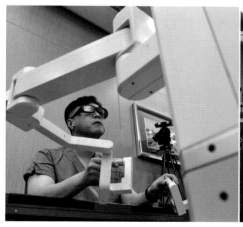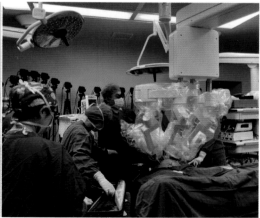

科普小课堂——手术机器人

被誉为"上帝之手"的手术机器人，颠覆了人们对传统手术的刻板印象，使用微创的方法，实施复杂的外科手术，它可以提供放大 10～15 倍的高清图像，灵活度甚至超过人手。它能将开裂的蛋膜缝合，精细程度远超传统腹腔镜手术。而借助 5G 网络技术，医生就能操作机器人，远程为患者做手术，打破了时空限制的同时，节省和优化了医疗资源，将优质的医疗资源服务下沉到经济不发达的地区，也可以在灾区、疫情、战场，甚至是太空等特殊应急情况下提供手术。

手术机器人分为医生操作台、患者操作台和三维内镜摄像系统。

提到手术机器人，国外进口手术机器人在我国的售价非常昂贵，且每条机械手臂使用 10 次后须更换新的机械臂，如此高昂的价格给患者带来了极大的经济负担，也限制了其推广普及。随着国产原研"妙手"手术机器人的成功研制，打破了国外进口手术机器人的技术壁垒，手术耗材成本降低，为患者减轻了经济负担，更是创新性地加入了无线远程网络模块，为实现远程手术打下了坚实的基础。

我国自主研发的新一代机器人手术系统"妙手"手术机器人具有如下优势：①术前调试时间短。②器械末端自由度更大。其机械臂具有 7 个自由度并可实现 540°末端旋转的手术器械，可以精准地复现医生的手术动作。③节省手术环境空间。④使用成本低。⑤配有 3D 立体图像系统。

远程手术的实现，背后离不开 5G 网络，5G 网络具有大带宽、低时延、大连接的优势。大带宽意味着网速全面提升，对于远程手术而言，大宽带可以实现医生远程实时观看高清的视频画面，并发送手术指令。低时延意味着信号发送与接收的间隔时间极短，医生能够实时远程指挥机器人进行手术操作，并及时获得反馈。大连接意味着允许大量设备同时接入 5G 网络，确保多种设备同时联网运作，还可以支持多专家同时异地进行远程手术。

远程手术的网络质量要求极为苛刻，牛海涛教授带领团队创新性地探索出一种新型"确定性网络"的架构，实现了安全的数据传输、极低的时延抖动和广域的带宽容量三个确定性的网络硬指标，满足了远程手术的整体要求，为手术的安全操作保驾护航。

当前我国的医疗资源分布不平衡的问题仍较为突出，尤其是在偏远的欠发达地区，当地百姓得不到优质的医疗服务，甚至当地中心城市也缺少先进的医疗配套设施，基于此，远程手术在我国更具意义。发达地区的医生将先进的手术技术通过国产远程手术机器人服务于千里之外的患者，真正做到了优质资源下沉于民，科技转化惠及于民。

机器人远程手术的"组网方案"

曾经，吴承恩在足够想象力下才敢写孙悟空为朱紫国国王悬丝诊脉，李白在足够浪漫的意境下才敢说"千里江陵一日还"。在网络发展迅猛的今日，千里路程不过"毫秒之间"，悬丝诊脉真的不再是神话故事。

远程手术发展至今，离不开交叉学科的进步。当机器人手术遇到 5G 网络，它们相知相识，相融相交，为当代远程手术的发展开辟新蓝海。

千里狂飙驱刀，祛除患者病灶，此非典故！如今的科技已达到了新高度。行业内从不缺行云流水的顶级施术者，但机器人远程手术既往未能得到普及，只因大带宽、低时延、大连接的 5G 网络还未到来。

忆往昔，2G 移动上网，3G 手机影视，4G 高清视频，似乎一切日常生活需求都已被 4G 满足，5G 好似一场风一散而过，只给我们的生活带起一圈涟漪。但实际上 5G 带来的是各行各业技术上跨越式的变革。远程手术数据传输要求严苛，精准控制、低时延、大带宽数据回传都在 5G 下得以实现。

5G 专网的发展为远程手术的顺利施展保驾护航。通信公司将 5G 专网与普通 5G 网络分割，两者独立运行，保持数据的隔离，为远程手术数据传输网络的两端架桥铺路，疏通高负载数据流。

5G 专网的构成可分为三部分，即无线网、传输网及核心网。5G 专网第一部分是无线网。无线网是前端与通信设备直接交互的无线基站，它根据覆盖范围的大小可分为宏站、微站、室分。远程手术的网络安全保障则在远端建设两套新型室分，实现容灾备份，让黑客与网络攻击望而却步。

5G 专网第二部分是传输网。传输网对于用户来说无法直接接触，感知也没有无线网、核心网明显，但却是整个通信网络的"血管"，支撑着整个网络的运行。数据专线之间互相备份，业务手动切换至另一套传输设备；传输环网中单台传输设备故障，传输网内部倒换。操作指令数据由客户终端上传到基站后，通过传输网到达相应的目的地。

5G 专网第三部分是核心网。核心网在 5G 专网中分为两部分，分别是控制面与用户面，控制面负责信令控制，用户面负责用户数据转发。在常见的 5G 专网方案中，控制面放在几个移动大区的核心机房中，用户面可下沉到地市机房甚至用户机房。用户面下沉可使用户数据不必像 4G 一样上传到移动大区网元后再将数据转发到客户侧，而是可以直接将基站上传的数据转发到客户内网，缩短数据传输距离，在缩短时延的同时也可实现数据不出用户要求范围。

如此手段，只是在远程手术组网方案的一隅即可管中窥豹，各种组网方式因为 5G 的发展如虎添翼，远程手术能够顺利实施，5G 网络至关重要。

科普小课堂——远程手术可选组网方案

一、5G 通信组网方案

5G 远程手术网络通信体系架构：手术机器人有两路网络通信的需求，一路为机械臂的远程控制，一路为手术腔镜视频的回传。

为保障手术的顺利进行，使用两路要求双 5G（或双千兆专线）多重保障的网络，能够确保网络稳定可靠，以及网络时延满足远程医疗要求。

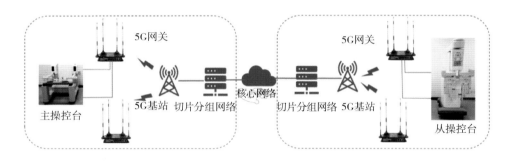

二、光纤专网组网方案

光纤专网组网方案就是用户局域网或设备通过专线方式汇接于一点，形成星状网，多个专网通过级联也可形成树状网。光纤专网通常采用同步数字体系（SDH）技术构建，专网与公网物理隔离。因此，从应用角度来说，光纤专网组网具有安全性好、带宽稳定、终端设备接口标准化程度高等优点，缺点是与互联网组网方式相比，组网成本较高。

三、聚合网络技术

聚合网络技术是由 5G 融合通信终端和云端构成。5G 融合通信终端将腹腔镜的两路 1920×1080 P60 视频信号进行采集 −3D 信号，合成 −3D 信号编码后，通过多个 5G 链路进行聚合传输，通过在云端部署服务器，实现异构多链路聚合传输的服务端功能。云端部署装有 5G 融合通信系统软件的服务器，该软件在内核层实现了异构多链路聚合传输的服务端功能，支持上行聚合和下行聚合。因此，聚合网络技术具有信号稳定、传输速度快、不受环境限制、普适性强的优点，在未来远程手术中具有很好的应用潜力。

四、确定性网络

确定性网络是一种能够为不同用户和业务提供端到端网络服务质量保障的一种新技术，可为远程手术提供差异化的业务服务。

确定性体现在以下 3 个方面。

一是安全隔离确定性。通过切片技术对网络进行逻辑或物理分割，并通过接入用户授权、数据存储滤过和传输安全检查等措施实现安全隔离。

二是时延和抖动确定性。5G 时代许多网络应用，在远程机器人手术中需要将端到端时延控制在数毫秒，将时延抖动控制在毫秒级。

三是带宽确定性。流量时代对上行和下行带宽提出了更高要求。远程手术对网络时延、抖动、丢包率、冗余保护与快速切换有极为严苛的指标要求，确定性网络正是实现这些标准的关键手段，它能配合网络切片与边缘计算，实现人工智能等技术下沉基层，推动数据与 5G 的"云边端"功能相融合，充分调动 5G 独立组网的优势，调整网络架构，满足远程手术的整体需求。

相信随着如此多的护花使者一路相随，远程手术的发展也会一路"狂飙"，不断打破常规，演绎传奇佳话。

远程手术机器人的主从手

"欢迎来到机器人魔王挑战赛的现场，下面有请我们今日的挑战者妙手号机器人上场！"伴随着主持人和现场观众的热烈呼声，小智操纵着手柄，遥控着妙手号踏上了决斗八角笼。

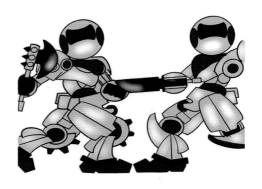

"接下来让我们有请大魔王 CA 号登场！"CA 号一出场，便带来了强烈的压迫感，让人不容小觑。

一声铃响，决斗开始。

CA 号一记左勾拳，气势如虹，小智急忙遥控妙手号抬起左臂胸前格挡。CA 号一套组合拳，虎虎生风，小智遥控着妙手号闪转腾挪，见招拆招。显而易见，妙手号更加迅捷，小智在等，等一个一击必中的机会。

就是现在，小智抓住了 CA 号的破绽，一拳击中！

站在冠军领奖台上，小智享受着观众的欢呼与掌声。主持人问道："恭喜小智和妙手号赢得魔王挑战赛冠军。妙手号身手不凡，简直就是一位武林高手，有什么秘诀吗？"

小智缓缓道来："我的秘诀在于我的另一双手——主从手。"

"主从手？"主持人不解。

"对！"小智接着说道，"主手就是我手中的操纵器，而从手就是我的妙手号机器人。我之所以能够获胜，得益于操纵器能准确无误地将命令传递给妙手号，并且妙手号能够精确、迅捷地执行我的命令。"

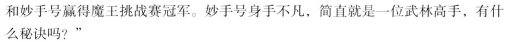

科普小课堂——远程手术机器人的主从手

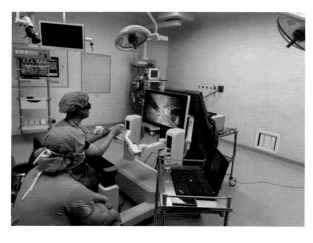

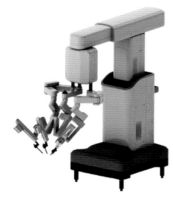

一、对于远程手术机器人来说，主从手是什么？

主手，即医生操作台，是手术机器人系统的控制中心，是该系统在医生端的交互平台。通过操作医生操作台上的 2 个机械臂实现主刀医生对手术器械和三维腹腔镜的控制。

从手，即患者操作台，是远程手术机器人系统辅助实施微创手术的执行部分，主要功能是为 2 个患者机械臂和 1 个图像臂提供支撑。

此外，远程手术机器人操控系统还包括主端通信控制箱、从端通信控制箱和三维内镜摄像系统。医生可通过显示器观察到工具末端的位置和姿态，根据手术需求操作主手；位于主手各关节传感器的信号经实时采集并处理后输出，经过主端通信控制器将数据包进行封装后，经由专用互联网发送至从手端，从手端的从端控制器对接收到的数据包进行校验、滤波后发送到机器人运动控制器，在运动控制器中进行运动计算，最终从各个关节所期望的位置输入到各个电机的驱动器，控制机械臂完成主端医生所期望的动作。

二、远程手术机器人的主从手如何确保手术精准、有效地实行？

1. 主从手的设计　首先，医生可通过主手实现对手术器械和三维腹腔镜的控制。这种设计解决了传统微创手术中眼 – 手运动不协调的固有缺陷，最大限度地还原开放式手术中，医生的眼—手术器械—手部运动同步运动的情形，实现微创手术下眼 – 手协调运动的直觉运动映射。这就意味着，手术机器人系统辅助微创手术时能够使外科医生像在开放手术中一样灵活操作。

其次，远程手术机器人系统中增加了运动比例缩放功能，将医生机械臂的运动按一定比例缩小后，映射为患者机械臂的运动，最大限度地减小医生手部的自然抖动或无意识移动，使从手更加稳定，提高了远程手术中微创机器人精细操作的手术质量。

同时，采用主从姿态同步算法，实现远程图像显示方向对准，可以获得更贴近自然的舒适操控，以流畅的视野满足细微场景的操作。利用动态跟踪算法，有效抑制超调和振荡，提高位置跟踪响应，结合 5G 超低时延通信，可确保主从机器人跟踪时延。笛卡尔空间位置主从同步技术的应用，能够实现对操作端同 / 异构从手的直接控制。结合"同步 – 离合"切换控制扩大可操作空间，实现主从运动范围缩小 100 倍微小场景和放大 100 倍巨大场景的直接操作。

2. 稳定的信讯传输　互联网不仅有着复杂的物理线路，同时也存在复杂的协议族、校验机制及网络安全机制。由于网络存在共享性和竞争性，路由器处理时间和处理任务是变化的，且不同时刻数据包在路由器上的等待时间和处理时间也是随机变化的，因此会产生数据包乱序、延迟等问题。

为满足手术操作的严苛要求，需采用专用网络并通过延时补偿和滤波来解决数据传输波动，确保机器人运行的稳定性。

3. 延时优化　远程机器人系统的延时主要由两部分构成：①主手与从手之间的采样 – 通信 – 执行延时；②内镜与显示器之间的拍摄 – 传输 – 显示延时。

由于系统延时直接影响远程手术机器人的操作性能，因此需尽量减少延时。微创手术机器人采用了较多丝传动机制，由弹性变形和传动间隙造成的反向迟滞也是造成机器人迟滞性及影响操作精度的重要因素之一。首先通过关节空间坐标系进行精确的单关节反向间隙测量，然后通过控制器中间隙补偿算法消除反向间隙的影响。

与本地手术机器人不同，远程手术需要通过互联网传输内镜高清图像，而在一定网络带宽条件下，为保证图像传输的实时性，需通过图像压缩手段来减少传输数据量，图像压缩与解压处理又将引入新的延时。选用一款低图像压缩编解码延时、高压缩比、高清晰度的视频编码标准尤为重要。经过反复的比较测试，在相同的图像质量下，H.265 格式编码的视频比 H.264 格式编码的视频体积缩小40% 左右。因此，远程手术的图像压缩方式采用 H.265 格式编码。

远程医疗改变手术结果

近年来，随着科技的迅猛发展，5G 网络远程医疗技术正日益成为医疗界的热议话题。远程医疗技术通过高速稳定的 5G 网络，打破了地理与经济发展的隔阂，做到了全民共享医疗资源。5G 网络的大宽带，低延时，大连接的优势，为手术机器人插上了"翅膀"，使医生能够实时操控手术机器人。手术过程可以根据专家远程观察的反馈进行实时的调整，避免了操作误差和延误。这种远程医疗还能更好地保护医生和患者的安全，减少了传染病传播的风险。同时，对于一些高风险手术，比如脑外科手术，远程医疗可以避免医生因手颤和手部疲劳等因素对手术结果的影响，提高手术的精确性和操作的稳定性。

此外，手术机器人的每个机械臂都拥有 540° 的自由旋转度，医生能在狭窄空间精细地完成高难度的手术操作，极大地提高了手术的精准性及安全性。随着5G 网络的快速发展，医生可以远距离操控机器人，精准切除病变组织，并且在处理复杂的肿瘤切除等手术操作时，能够灵巧地完成精准切除、止血、缝合、打结等动作，能够精确地游离肿瘤及缝合组织创面，极大地缩短了手术时间。

不仅如此，微创技术的采用，不需要对腹壁肌肉、血管进行大面积缝合，也减少了手术和麻醉的时间。远程手术相较于传统开放手术和腹腔镜手术，在总的手术时间方面并无明显差异，但安全性更高。

在淋巴结清扫和止血方面，手术机器人凭借其"千里眼"荧光显影及高分辨率的"鹰眼"，在高度放大的 3D 视野下几乎无任何死角，可清晰暴露手术部位的血管及淋巴结，配合可旋转的探头可精准进行血管止血和淋巴结清扫，极大地减少了出血和淋巴结残留的可能，最大限度地避免了对神经和血管的损伤。

远程手术机器人在手术过程中能够有效地减少术中的出血量，手术机器人的优势主要体现在以下 3 个方面。

第一，远程手术机器人相较于传统开腹手术，机器人手术仅需在腹壁上开 2 ～ 4 个直径不足 1cm 的戳孔，作为机械操作臂和手术镜头的通道，减少了传统开腹手术因腹壁肌肉切开导致的血管、神经损伤。

第二，远程手术机器人具备三维图像处理系统，图像能够放大 10 ～ 15 倍，能够提供清晰的 3D 手术视野，使操作端医生能够身临其境，任何微小的血管和神经在镜像下都能看得一清二楚，这是传统开腹手术所不具备的。另外，手术机器人的机械臂能够有效过滤人手的抖动和震颤，能够更稳定地进行钳夹、缝合、抓持等，使得手术操作更加精细，对粘连组织进行分离、对血管进行游离保护、清扫淋巴结等过程都能明显减少出血。

第三，机器人手术需要在患者腹内建立气腹，腹腔内充气扩张，获得足够空间，建立正压充气，一定程度上减少了小血管渗血的形成。

以上都会减少术中出血量，保障手术安全进行。

科普小课堂——远程医疗改变手术结果

一、肿瘤切除完整性

大家可能经常听医生说"手术很成功，切干净了"。什么叫切干净了？怎么才能保证切干净了？切干净的标准又是什么？

首先，肿瘤的生长特征呈浸润性，肿瘤在生长过程中，会出现许多外生血管向外蔓延。所以，只将肿瘤切除是无法保证完全切干净的。为了保证肿瘤被切干净，一般要求手术切缘要距离肿瘤病灶 5cm。如果因肿瘤位置原因无法达到 5cm 的要求，这时候就需要在切除时尽量远离肿瘤。

做个形象的比喻：除草的时候，如果只是将地面部分的茎、叶去除，那么这些小草很可能会再次生长出来。因为草的茎、叶虽然被砍掉了，但是地下的根系依旧存在，仍然可以吸收营养，"春风吹又生"。要想彻底防止"春风吹又生"，必须要将地下根系一并清除。

因此，在手术过程中，必须保持肿瘤的完整性，并将肿瘤完整切除。术中不要将肿瘤破坏，否则会发生种植性转移。

肿瘤切除干净的标准如下。

1. 肉眼判断　肿瘤相较于正常组织有不一样形态和质地。肿瘤组织表面参差不齐，质地较硬，正常组织表面光滑，质地柔软。经验丰富的外科医生一眼就能清晰辨别。肿瘤是否切除干净，多数情况下医生的肉眼就可以看出来。

2. 病理判断　由于肿瘤会浸润生长，肿瘤病灶的外围仍可能有部分癌细胞残留。而这些少量的肿瘤细胞残留，医生用肉眼无法分辨，这时就需要进行病理活检。

病理活检是检验肿瘤是否切除干净的金标准。肿瘤手术切除后，会立即将肿瘤组织送术中冷冻病理活检。通过病理活检，我们能准确知道肿瘤的切缘是否有肿瘤细胞残留。

如果病理结果提示切缘阴性，即无残留的肿瘤细胞，那么说明肿瘤切除干净了。若病理结果提示切缘阳性，那么说明有残留的肿瘤细胞，需要手术医生继续扩大肿瘤边缘的切除范围。

二、淋巴结清扫

淋巴结清扫术是指在切除病变的同时，把病变相关引流区域内的淋巴结也完整切除，这是肿瘤外科的手术原则。

如上文所说，肿瘤呈侵袭性生长，起源于原发肿瘤的癌细胞，同时还会进入血流和淋巴管，在他们的"路上"，被淋巴结抓住，并开始在那里繁殖，从而引起淋巴结肿大，即局部淋巴结转移。

因此，在切除肿瘤时，不仅要把局部的病变完整切除，还要避免破坏肿瘤的完整结构，同时把肿瘤周围区域的淋巴结（也包括正常的脂肪组织）彻底切除。

精准的手术切除、微小的手术创面和快速的康复都为患者提供了最好的医疗保障。当代社会网络通信和医疗技术快速发展，不断为人类健康带来变革。但无论如何，其发展的步伐和方向都是指向更优的手术结果及更多的手术获益。